Dr. Tendhon Amipa-Desam
Klassische Tibetische Medizin

W0197865

Die Essenz der Klassischen Tibetischen Medizin

Gewidmet meinem Urgroßvater,
dem ehrwürdigen Dr. Khara Phorshaj Sakya Amipa

Dr. Tendhon Amipa-Desam

Klassische Tibetische Medizin

Die Heilkunst aus dem Land des Dalai Lama

Ratgeber Ehrenwirth

Dieses Buch soll Ihnen helfen, gesund zu leben.
Es kann kein Ersatz für die Untersuchung
und den Rat einer erfahrenen Ärztin oder eines Artzes sein,
insbesondere wenn Sie krank sind.
Suchen Sie deshalb unbedingt
eine Ärztin oder einen Arzt Ihres Vertrauens auf,
wenn Sie das Gefühl haben,
Sie sind nicht gesund.

2. Auflage 2001

© 2000 by Verlagsgruppe Lübbe GmbH & Co. KG
Internet: http://www.ehrenwirth.de
ISBN 3-431-04007-1
Redaktionelle Bearbeitung: Manfred Grauer, Fürstenfeldbruck
Umschlag: Rainald Schwarz, München
Umschlagfoto: Tony Stone, München
Abbildungen: Bruno Baumann, München (S. 11–13),
Dr. Tendhon Amipa-Desam, Embrach (alle übrigen)
Satz: ew print & medien service gmbh, Würzburg
Druck: Landesverlag, Linz

Inhalt

SAKYA TSECHEN LING

INSTITUT EUROPEEN DE
BOUDDHISME TIBETAIN

FONDATEUR : VENERABLE GUESHE LAMA
SHERAB GYALTSEN AMIPA RINPOCHE

5, ROND-POINT DU VIGNOBLE
67520 KUTTOLSHEIM (FRANCE)

Téléphone : 0388 87 73 80
Fax : 0388 87 59 19

Secrétariat : 0388 60 74 52

GELEITWORT

Dieses Buch über "Die Essenz der Klassischen Tibetischen Medizin"
wurde von Dr. T.D. Amipa geschrieben. Dr. Amipa studierte an der
Hochschule für Tibetische Medizin in Dharamsala, in Indien. Seine
besondere Aufmerksamkeit widmete er dem Studium der "Vier Tantras
der Medizin". Er beendete sein Studium mit dem Diplom der Tibetischen Medizin.

Die acht Kapitel dieses Buches handeln besonders vom Nutzen der
Tibetischen Medizin. Sie heilt nicht nur den Körper; sie behandelt
den Menschen als Ganzes, seinen Körper und seinen Geist, denn jede
Krankheit hat im Geistigen ihren Ursprung. Die Tibetische Medizin
orientiert sich an den Ursachen der Wurzelkrankheiten "Lung, Tripa
und Begen", die mit den drei Unwissenheiten Hass, Anhaftung und
der Unwissenheit selbst verbunden sind.

Jeder Mensch hat ein Anrecht auf Gesundheit. Aus diesem Grund ist
es wichtig, die Verbreitung vieler verschiedener medizinischer
Systeme zu fördern. Das tibetische System beruht auf uralten Überlieferungen.

Ich, Lama Sherab, wünsche, dass es durch dieses Buch gelingt, die
Vorzüge der Tibetischen Medizin einem breiten Publikum näher zu
bringen; und ich hoffe, dass dadurch Interesse geweckt wird an der
Tibetischen Medizin, der Kultur und dem Buddhismus, denn die Heil-
kraft dieses medizinischen Systems beruht auf der ursprünglichen
Lehre des Buddha. Ich hoffe, dass durch die Lektüre dieses Buches
der Leser ein tieferes Verständnis entwickelt zu seinem eigenen
Nutzen. Möge dieses Buch zum Nutzen von allen Lebewesen sein,
mögen sie in Gesundheit, Glück und Frieden leben.

Geshe Lama Sherab Gyaltsen Amipa Rinpoche
Sakya Tsechen Ling, Europäisches Institut für Buddhismus
Kuttolsheim, Frankreich, den 18. September 1999

Medizin Buddha Heilgebet und -mantra

(zur Unterstützung und Intensivierung der Therapie)

༄༅། བྱགས་རྗེས་ཀུན་ལ་སྙོམས་པའི་བཅོམ་ལྡན་འདས།

མཚན་ཙམ་ཐོས་པས་ངན་འགྲོའི་སྡུག་བསྔལ་སྐྱོབ།

དུག་གསུམ་ནད་སེལ་སངས་རྒྱས་སྨན་གྱི་བླ།

བཻ་ཌཱུརྻ་ཡི་འོད་ལ་ཕྱག་འཚལ་ལོ།།

Hommage an Buddha Vaiduryaprabha

Hommage an Buddha Vaiduryaprabha,
Der Transzendente, Der mitgefühlvoll agiert
im Namen aller Lebewesen,
Das blosse Hören Seines Namens, gewährt
Sanktuarium von den Leiden der niederen Existenzen
Geistige Autorität der Medizin, die Krankheiten
vertreibt, verursacht durch die drei (Geistes-) Gifte:

Gier, Hass und Ignoranz

Tadyatha Aum Bhaishjya Bhaishjya Maha Bhaishjya Bhaishjya
Raja Sa-mud Ga-te Svaha

Vorwort

Schon vor etlichen Jahren wurde ich von Bekannten, Patienten und anderen Menschen, auch von verschiedenen Verlagen, gebeten, ein Buch über die hochinteressante Klassische Tibetische Medizin zu verfassen. Jetzt endlich war es mir möglich, dieses gewünschte Werk für den Ehrenwirth Verlag zu realisieren.

Nach Vollendung des Buches möchte ich an dieser Stelle verschiedenen Personen, die auf irgendeine Art und Weise zu seiner Entstehung beigetragen haben, herzlich danken: meinem Onkel, dem ehrwürdigen *Sakya Rinpoche Sherab Gyaltsen Amipa;* meinen Eltern *Dhondup* und *Dechen Amipa-Narsampa;* meinen Schwiegereltern *Dorje* und *Penla Desam-Denpon;* meinem Bruder *Woeser Amipa;* meinem Schwager *Lhawang Desam;* Frau *Dr. Elke Sander,* den Herren *Dr. Rainer Schöttle, Andreas Hefel, Hansruedi Christen;* und, last but not least, meinen beiden Söhnen *Siddhi* und *Arya* für ihre unendliche Geduld, sowie meiner Ehefrau und Assistentin *Soyang.* Ohne ihre unermüdliche Unterstützung wäre es nicht möglich gewesen, diesen Ratgeber zu verwirklichen.

Ich hoffe, daß mein bescheidener Beitrag mit dazu dient, die umfassende Thematik der Tibetischen Medizin verständlicher zu machen. Möge er das Verständnis für die komplexen Zusammenhänge zwischen dem Begreifen der krankmachenden Ursachen und der Konsequenz von Krankheit und Leid fördern.

Unser aller Bestreben muß es ohne Zweifel sein, unseren Teil zum globalen Frieden beizutragen und im Alltag nach dem Grundsatz zu leben: Alle Menschen müssen ihrer Verantwortung gerecht werden, das Leiden auf der Welt zu vermindern, und versuchen, sämtlichen Lebewesen Güte, Liebe und Mitgefühl entgegenzubringen.

Zürich-Embrach, im Januar 2000   *Dr. Tendhon Amipa-Desam*

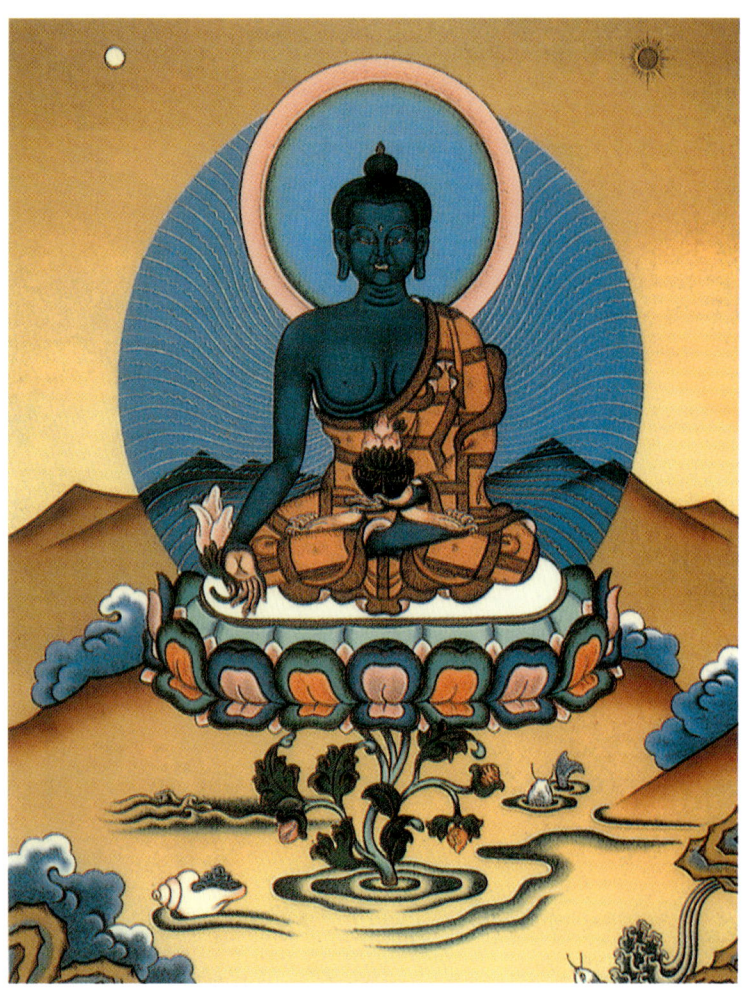

Geschichte
der Traditionellen Tibetischen Medizin

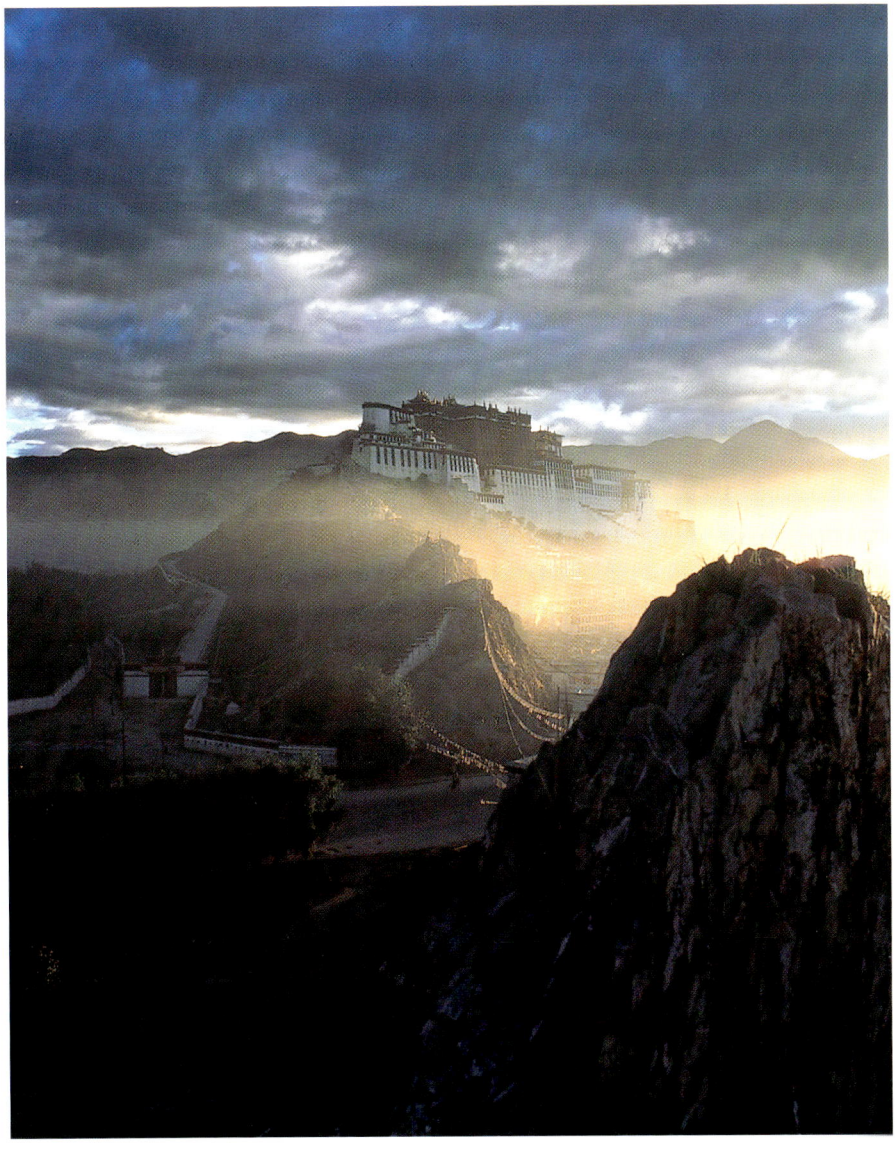

fünf Wissen-
schaften

Die tibetische Medizinwissenschaft des Heilens ist so alt wie die Menschheit selbst. Sie bildet eines der fünf wissenschaftlichen Hauptgebiete und gilt als Juwel der uralten tibetischen Kultur. Das tibetische medizinische System wurde über sämtliche Generationen hinweg bis in die Gegenwart überliefert. Es basiert auf zahlreichen wertvollen Materia Medica, die unzählige Mediziner und sonstige Gelehrte erforscht und zusammengetragen haben.

Dank der einmaligen geographischen Lage Tibets konnte die jahrtausendealte, hochstehende Wissenschaft praktisch unverändert bis auf den heutigen Tage überleben und wird noch immer praktiziert – und dies nicht nur in ihrem Ursprungsland, sondern auch in zahlreichen Ländern Asiens wie z.B. Indien, Nepal, Ladakh, Mongolei, China und Rußland. In den westlichen Staaten stößt diese alte Krankheitslehre auf wachsendes Interesse.

Unternehmen wir jetzt einen kurzen Ausflug in die Entwicklungsgeschichte der tibetischen Humoralpathologie, um den kulturell-medizinischen Zusammenhang verstehen zu können.

Vor Jahrmillionen lag das Hochland von Tibet auf dem Meeresgrund. Die sich nach der Auffaltung der Gebirgsketten letztendlich ausbildende tibetische Flora und Fauna ist aufgrund der außergewöhnlichen durchschnittlichen Höhenlage des Gebietes von

*Tibetische
Landschaft*

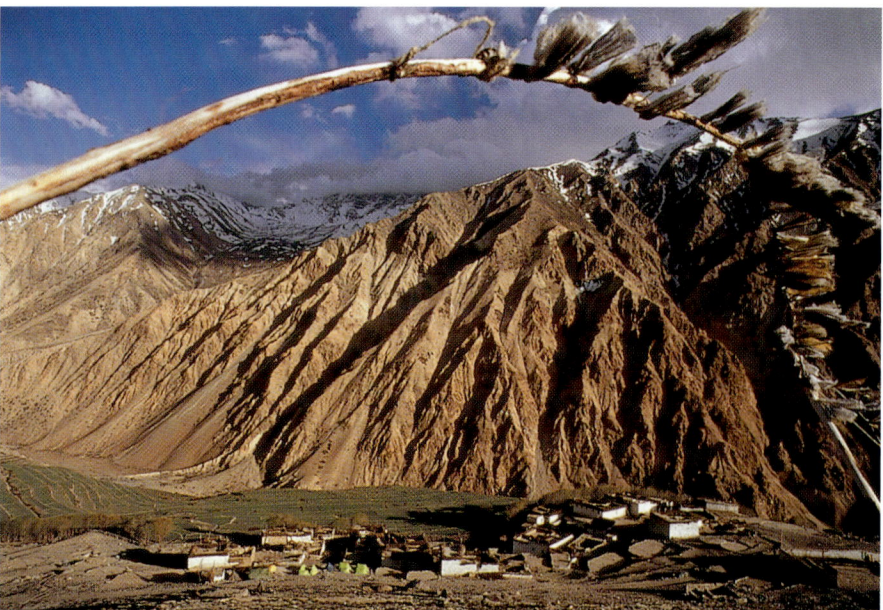

4000 m ü.d. M. (»Dach der Welt«) einmalig. Vor allem der das Land nach Süden hin begrenzende, im Mount Everest bis 8848 m aufsteigende Himalaja sorgt für stets frische, kristallklare und gesunde Luft.

Tibet war einst in drei Hauptregionen unterteilt: *Dö Ngari Korsum* (*Dö* = Ober-), also Ober- oder Nordtibet, das »Becken« oder der »Damm« von Tibet; *Phar U-Tsang Ru shi* (*Phar* = Mittel-), also Zentral- oder Mitteltibet, der »Weg des Wassers«; und *Mä Do-Kham Khang drug* (*Mä* = Unter-), also Unter- oder Südtibet, das »Feld« von Tibet. *Dö Ngari Korsum* verfügte über eine reiche Bergtierwelt. *Phar U-Tsang Ru shi* beherbergte insbesondere wilde fleischfressende Tiere. *Mä Do-Kham Khang drug* wies eine vielfältige Vogelwelt auf und wäre ein Paradies für Ornithologen gewesen. In jüngerer Zeit sind wiederholt versteinerte Insekten und Muscheln gefunden worden, die diese alten Überlieferungen bestätigen.

Umwelt und Klima ließen auch den tibetischen Menschen entstehen. Der Sage zufolge soll der Tibeter aus der Vereinigung eines männlichen Affen mit einem weiblichen Bergwesen hervorgegangen sein. Archäologische Zeugnisse früher Besiedlung wurden ebenfalls gefunden, etwa antike *Dorjes*, auch bekannt als *Vajra* oder Donnerkeil, ein religiöses Relikt. In jener Zeit liegen auch die Wurzeln der traditionellen tibetischen Heilkunde. Die Menschen wandten Erkenntnisse aus der Natur (Verhalten der Tiere und Reaktionen der Pflanzen) an, um sich auf einfache, aber wirksame Art und Weise zu helfen. Man erkannte beispielsweise schon sehr bald, daß der Genuß roher Nahrungsmittel Verdauungsbeschwerden hervorruft. Also fing

Dorjes

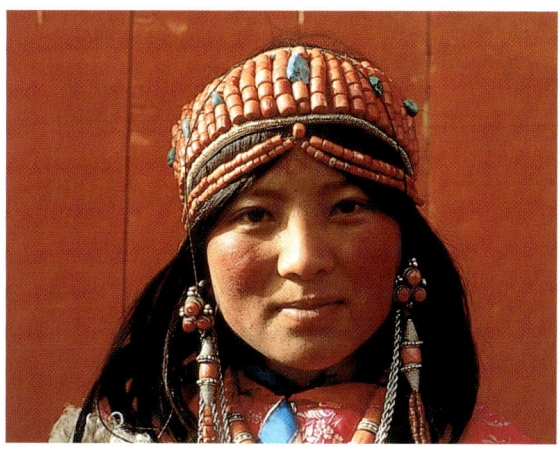

man an, die Nahrungsmittel zu kochen, sowie als Gegenmittel bei Magen-Darm-Problemen abgekochtes heißes Wasser zu trinken. Der Ursprung jedes medizinischen Systems ist darin zu suchen, daß die Menschen aus einer lebenswichtigen Notwendigkeit heraus ihr ureigenes, auf sie zugeschnittenes und daher optimales System entwickelten.

Der Glaube an verschiedene Arten von Geistern war gemäß der *Bön*-Theologie weit verbreitet; die Anhänger wurden in der Zeit um 1000 v. Chr. *Dü-bon* oder *Tsen-bon* genannt. Die *Bön*-Religion war die Urreligion Tibets, bevor die heutige Form des tibeti-

Junge Frau aus Tibet mit traditionellem Schmuck

schen Lamaismus Einzug hielt. Die *Bön*-Tradition ist aber immer noch lebendig und hat auch heute noch ihre Anhänger. Ihr Gründer *Sherab Mepo* wurde in *Olmo-lung-ring* nahe des Berges *Kailash* und des Flusses *Mansarovar* geboren und wirkte auch in Zentraltibet.

Die Heilpraktiken der *Bönpo* umfaßten diverse Rituale, um böse Geister zu beschwichtigen. Mit *Mo*-Techniken wurde der Einfluß schädlicher Dämonen festgestellt, bat man um Wohlergehen, Verschonung vor Unglück, Fernhalten der schlecht gesinnten Totengeister sowie um Heilung bei verschiedenen Krankheiten. *Sherap Mepo* **Chebu Tishe** hatte acht Söhne; der älteste, *Chebu Tishe*, wurde am berühmtesten von ihnen. Er sammelte zusammen mit elf anderen Jüngern die Weisheiten seines Vaters. Auch hielt er die medizinischen Unterweisungen über *Gyu-boom-karnag-ta-soom*, *Sojey-ki-dogu* sowie *Sorig-che-du-dazher* fest.

Laut dem ersten König Tibets, *Nya-ti-tsenpo* (ca. 126 v. Chr.), existierten damals sechs Grundfragen. Ein Student namens *Tsila-karma-yoday* vermochte sie zu beantworten, und eine seiner Antworten lautete: »Medizin gegen Gift.« In der tibetischen Pharmakologie haben sich einige alte Fachausdrücke wie z.B. *Da-tig*, *daryaken* und *Tresum* **Gyü-shi** bis heute erhalten – nachzulesen im *Gyü-shi*, dem Kompendium der tibetischen Materia Medica.

> **!**
> **●** Obwohl die tibetische Medizinwissenschaft als eines der ältesten Heilsysteme gilt, ist es das am wenigsten bekannte. Dies ist in erster Linie auf die Abgeschlossenheit Tibets gegenüber der Außenwelt zurückzuführen. Diese uralte Wissenschaft vom Heilen erfreut sich nach wie vor hoher Wertschätzung in den Ländern der Himalaja-Region, im wesentlichen also in Ladakh, Indien, Nepal, Sikkim, Bhutan und China sowie in Burjatien und der Mongolei.

Die Menschen der Frühzeit waren in ihrem Überleben total von der Natur abhängig. Für die Beschwerden des Alltags entdeckten sie – zunächst instinktiv, später immer mehr von Erfahrungen geleitet – in der Natur vorkommende Heilmitteln. Die Anwendung von *Chang*-Gerste bei geschwollenen Gliedmaßen oder das schon erwähnte Trinken von heißem Wasser bei Verdauungsproblemen sind nur zwei Beispiele für diese erfahrungsorientierte tibetische Heilkunst.

Stets unterhielt Tibet kulturelle und wirtschaftliche Beziehungen zu seinen Nachbarländern. Während der Regierungszeit des 28. Königs von Tibet, *Lha-tho-tho-ri-nyen-tsan* (ca. 254 bis 374 n. Chr.), ka- **Biji Gaje** men die beiden indischen Mediziner *Biji Gaje* und *Bila Gazey* nach Tibet. Der Herrscher gab dem älteren *Biji Gaje* seine Tochter Prinzessin *Yid-ke-rol-cha* zur Frau. Der Sohn des Paares, *Dung-ki-thor-chok*, studierte ebenfalls tibetische Medizinwissenschaft. Er gilt als der erste tibetische Mediziner und begründete die Tradition der königlichen Leibärzte. Seine Nachfahren *Lodoe Chenpo, Lodoe Tsungmay, Lodoe Rabsel, Lodoe Gyaltso* und *Lodoe She-nyen* wurden alle Hofärzte der Könige *Ti-nyen Sungtsen, Dong-nyen De-wu tsen, Takri Nyen Zig, Namri Songtsen* und *Songtsen Gampo. Takri Nyen Zig* wurde blind geboren und daher zunächst *Mig-long Konpa Tashi* genannt, später jedoch von einem tibetischen Mediziner aus *A-zha* erfolgreich behandelt, so daß er in der »Tigerin«-Bergregion von *Lokha Kishoe* auf die Jagd nach dem wilden Schaf *Nyen* gehen konnte und deshalb den Namen *Takri Nyen Zig* bekam. Diese Geschichte zeigt, daß es in Tibet schon in jener Zeit vor dem 6. Jahrhundert äußerst geschickte Ärzte gab.

Unter *Songtsen Gampo* (617 bis 650), einem großen Förderer der Tibetischen Medizin, wurden namhafte medizinische Gelehrte aus Indien *(Bharadhaja)*, China *(Hanwang Hangdhe)* und Persien *(Galeno)* nach Tibet berufen. Sie erarbeiteten gemeinsam das medizinische Werk *Mijik-pe-tsoncha* mit drei großen Heilsystemen. Ferner sammelten und übersetzten sie zahlreiche medizinische Schriften. Galeno blieb sogar als Leibarzt am königlichen Hof. Auf Wunsch des Herrschers vermittelte Galeno sein Wissen auch einigen ausgewählten Studenten einfacher Herkunft. Diese beauftragte der König nach Abschluß der Studien, ihr Können ohne Unterschiede der Rasse oder Herkunft an die Bevölkerung weiterzugeben. Die »Landärzte« erhielten den Titel *Tso-jey Menpa*. Nach dem Willen des Königs bildete die Beschäftigung mit den drei großen Heilsystemen fortan einen essentiellen Bestandteil des Studiums der Traditionellen Tibetischen Medizin.

In jener Zeit erhielten unter anderem auch die tibetische Schrift und Grammatik jene Form, die heute noch Gültigkeit hat. Bis zu dieser Zeit lag der Regierungssitz im südtibetischen *Yumbu Lhagang*. Erst *Songtsen Gampo* bestimmte das zentraltibetische Lhasa am *Ri marpo,* dem Roten Berg, zur neuen Residenz. Der dortige *Tse Potang marpo*-Palast wurde im 16. und 17. Jahrhundert ab dem 5. Dalai Lama umgebaut in den *Potala*, den Winterpalast der Dalai Lamas, so wie man ihn heute kennt.

Die bis heute bestehende Institution der Lama-Könige geht zurück auf den berühmten *Sakya*-Heiligen *Sakya Pandita Kunga Gyaltsen*. Der Vertreter dieser Tradition ist gegenwärtig Seine Heiligkeit, der 14. Dalai Lama. *Sakya Pandita* war der geistige Lehrer des Mongolen-Herrschers *Dschingis Khan,* dessen Imperium von China bis nach Europa reichte. Aufgrund dieser tibetisch-mongolischen Verbindung erlebte der Buddhismus in dem Riesenreich eine Renaissance. Dschingis Khan übergab dem höchsten *Sakya-Lama* die Regentschaft

Songtsen Gampo

Galeno

Landärzte

Lama-Könige

über ganz Tibet, das damals ein noch größeres Gebiet umfaßte als heute. Das *Sakya*-Herrscherhaus hat Tibet über 20 Generationen lang regiert.

> Im achten Jahrhundert lud König *Trisong Dheutsan* (717 bis 785) mehrere medizinische Größen aus Ländern wie beispielsweise Indien, Kashmir, Nepal, China und Persien zum ersten internationalen Kongreß über Tibetische Medizin an die *Samye*-Universität ein. Jeder Gelehrte übersetzte seine spezifische Materia Medica, und so entstand das Werk *Lha-ched-poti-mukpo*, welches das Wesentliche all dieser verschiedenen Heilsysteme in sich vereinigte. Der medizinische Titel *Lha-che* stammt aus dieser Ära her; das Wort bedeutet »Herr der Götter« und ist auf königliche Anweisung hin der gültige Titel für die Mediziner.

In diesem Zusammenhang werden die *Yuthog Yonten Gonpos* als Urväter der Tibetischen Medizin verehrt; sie redigierten das klassische Standardwerk *Gyü-shi*, die Vier Tantras. Das *Gyü-shi* ist eines der wichtigsten Werke der Tibetischen Humanmedizin; es umfaßt vier Bände mit insgesamt 156 Kapiteln, die sich in 5900 Paragraphen aufgliedern. Der Themenbereich erstreckt sich von der Embryologie und Anatomie über die psycho-physikalische Physiologie, Pathologie, Pädiatrie, Gynäkologie und die durch Dämonen hervorgerufenen sowie die durch Waffen verursachten Krankheiten bis hin zur Toxikologie, Altersheilkunde und Anwendung von Aphrodisiaka. Als die erste internationale Konferenz über Tibetische Medizin stattfand, war *Yuthog Yonten Gonpo I.* erst knapp 20 Jahre alt und schnitt trotz seiner Jugend in den ärztlichen Diskussionen am besten ab – ein Indiz dafür, daß Tibet damals auf medizinischem Gebiet seinen Nachbarländern überlegen war.

führende Stellung   *Yuthog Yonten Gonpo II.* (1126 bis 1201), der Bekannteste unter den tibetischen Humanmedizinern, war zusammen mit *Sumton Yeshi Zhung* federführend beim Erstellen des eben schon genannten *Gyü-shi*. In anderen Schriften geht er z.B. auf *Chalag Chogay, Tsa-che rigpa* ein, was »Pulsologie« bedeutet. Zahlreiche weitere Wissenschafter leisteten ihren Beitrag zur tibetischen Humoralpathologie, weshalb heute überhaupt noch einiges an Literatur darüber vorhanden ist. So verfaßte *Zhukhar Lodoe Gyalpo* (1509 bis 1573) mehrere bedeutende Werke zur tibetischen Materia Medica, ebenso *Boddong Choley Namgyal* und *Panchen Shakya Chog Tak tsang Lotsawa*, die u.a. erwähnen, daß die Pulsologie-Lehre aus Tibet stammt. *Jungpa Namgyal Dagzang* (1395 bis 1475) ist Autor über 30 verschiedener Werke aus der Medizin und Astrologie; er schrieb auch Kommentare über die Vier *Tan-*

tras. In seiner Linie waren *Jangpa Miyi Nima Jampa Konchok, Lhatsun Pelsung Sonam Yeshi Gyaltsen* und *Jang Dag Tashi Topgyal* Repräsentanten des *Jang-lug*-Zweiges.

Von *Zhurkhar Nyam-nyi Dorji* (1439 bis 1475) kennen wir Fachliteratur wie das *Jewa Ringsel*. Seine Schüler entwickelten sich zu den herausragendsten Gelehrten der Epoche. Sie repräsentierten die *Zhur-lug*-Schule. Der Neffe ihres Lehrers, *Zhukar Lodoe Gyalpo*, überarbeitete ab 1542 das *Gyü-shi* und verfaßte dazu auch einen Kommentar, bekannt als *Mepo Shelung*. Sein Mäzen war der seinerzeitige Herrscher *Ngawang Dhakpa*. Nach der Komplettierung des *Gyü-shi* wurde es 1566 bis 1572 unter der Bezeichnung *Dathang*-Publikation des *Gyü-shi* gedruckt. Diese Veröffentlichung finanzierte *Yargyabpa*, der selbst rund 20 medizinische Werke schuf. **Kommentar Mepo Shelung**

Desi Sangye Gyatso (1653 bis 1705) war unter dem großen 5. Dalai Lama Minister und außer einem hervorragenden Diplomaten auch ein weiser Gelehrter. Er hielt den Tod des 5. Dalai Lama mehr als 16 Jahre lang geheim, um den Weiterbau des *Potala* nicht zu gefährden. 1687 verfaßte er über 1200 Seiten lange Kommentare zu den Vier *Tantras*. 1690 vervollständigte er das dritte *Tantra Menga Lhenthab* mit 133 Kapiteln auf 287 Seiten. Mit diesem Werk beschäftigten sich die Studierenden in ganz Tibet und bis hinein in die Mongolei. *Desi Sangye Gyatso* ist der Autor 20 weiterer Bände über Medizin und Astrologie. Auf ihn gehen die wertvollen, noch heute gültigen medizinischen *Thankas* zurück, die Rollbilder, die dann *Lhorakpa Tenzin Norbu* schuf. Es gibt vier solcher Bilder über das Wurzeltantra, 35 über das erklärende Tantra, 16 sind dem oralen Tantra gewidmet, 24 befassen sich mit dem Folge-Tantra und eines mit der medizinischen Linie. Insgesamt entstanden 80 *Thankas*. **Thankas**

> Diese Rollbilder waren und sind äußerst populär; sie bilden ein essentielles Instrumentarium zum Studium des komplexen Wissensgebiets Medizin, und zwar nicht nur in Tibet, sondern in ganz Asien einschließlich großer Teile Rußlands.

Desi Sangye Gyatso hat auch die Abhandlung über die tibetische Medizingeschichte geschrieben. Außerdem fällt die Gründung der Medizinischen Akademie *Chakpori* (»Eisenberg«) im Jahre 1695 in seine Wirkungszeit. **Medizin-Akademie**

Während der Regierungszeit des 13. Dalai Lama wurde 1916 auf dessen Veranlassung hin die Fakultät für tibetische Medizinwissenschaft in Lhasa gegründet. Sie war die Vorläuferin des heutigen *Men-Tsee-Khang* in Dharamsala/Indien. Diese Hochschule wurde 1961 unter dem gegenwärtigen 14. Dalai Lama am heutigen Exilregierungs- **Exil-Hochschule**

sitz wiedererrichtet. Sie ist das Zentrum für Tibetische Medizinwissenschaft und die einzige Universität, die unter der Autorität der
Tibetischen Exilregierung des 14. Dalai Lama steht. Die Hochschule
verfügt außer der Medizinischen und Astrologischen Fakultät über
ein Pharmakologisches Institut, ein Forschungsressort, ein Museum,
ein Archiv, eine Bibliothek, eine Projektgruppe, eine Abteilung Materia Medica sowie sämtliche notwendigen Einrichtungen für Studenten, Professoren und Mitarbeiter. Ihr angeschlossen sind eine Haupt-
klinik und über 40 Zweigkliniken.

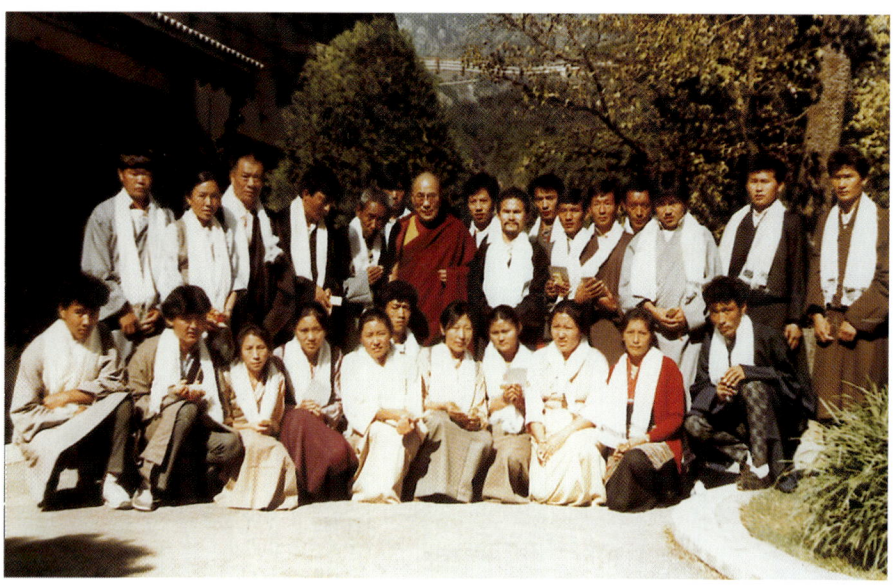

Dr. Amipa (2. v. r.) während der Privataudienz bei Seiner Heiligkeit, dem Dalai Lama, anläßlich der Promotionsfeier

Das System
der tibetischen Humoralpathologie

Die tibetische Wissenschaft des Heilens beinhaltet nicht nur die organische Pathologie, sondern – und dies ist eines ihrer markanten Merkmale – aufs engste damit verknüpft auch die Psychologie, d. h. die Tibetische Medizin ist spezifisch holistisch ausgerichtet, berücksichtigt nicht nur das Physische, sondern auch das Mentale.

holistische Ausrichtung

> In unserer Heillehre kommt die Überzeugung zum Ausdruck, daß der Mensch nicht allein aufgrund der organischen Konstitution behandelt werden kann, sondern gleichzeitig unter dem Aspekt der Ganzheitlichkeit die geistig-seelische Ebene eine sehr wichtige Rolle spielt.

In der tibetischen Materia Medica und der tibetisch-buddhistischen Anschauung ist der Glaube essentiell; er besagt, daß das Universum, die Menschen und alle Lebewesen innerhalb der fünf physikalischen Elemente existieren. Diese Theorie umfaßt den Evolutionsprozeß des Alls und aller damit in Verbindung stehender belebter und unbelebter Vorgänge. Das bedeutet: Der Makrokosmos, das Universum, besteht exakt aus denselben elementaren Bausteinen wie der Mikrokosmos, also der Mensch.

fünf Elemente

Die Empfängnis

Wenn also Universum und Mensch dieselbe elementare Zusammensetzung aufweisen, dann vereinigt der Mensch in sich die fünf physikalischen Elemente Erde, Wasser, Feuer, Luft und Raum. Und da der Mensch Teil des Universums ist, sind folglich die Entstehung, die Existenz und der Zerfall des menschlichen Körpers, die Entwicklung diverser Fehlfunktionen und die entsprechenden Behandlungen gleichfalls Teil der Theorie der fünf physikalischen Elemente.

> Die Kombination der Elemente Erde und Wasser ergibt *Begen*, Feuer erzeugt *Tripa*, Luft schafft *Lung*, und das Element Raum ist allgegenwärtig und allseits kompatibel.

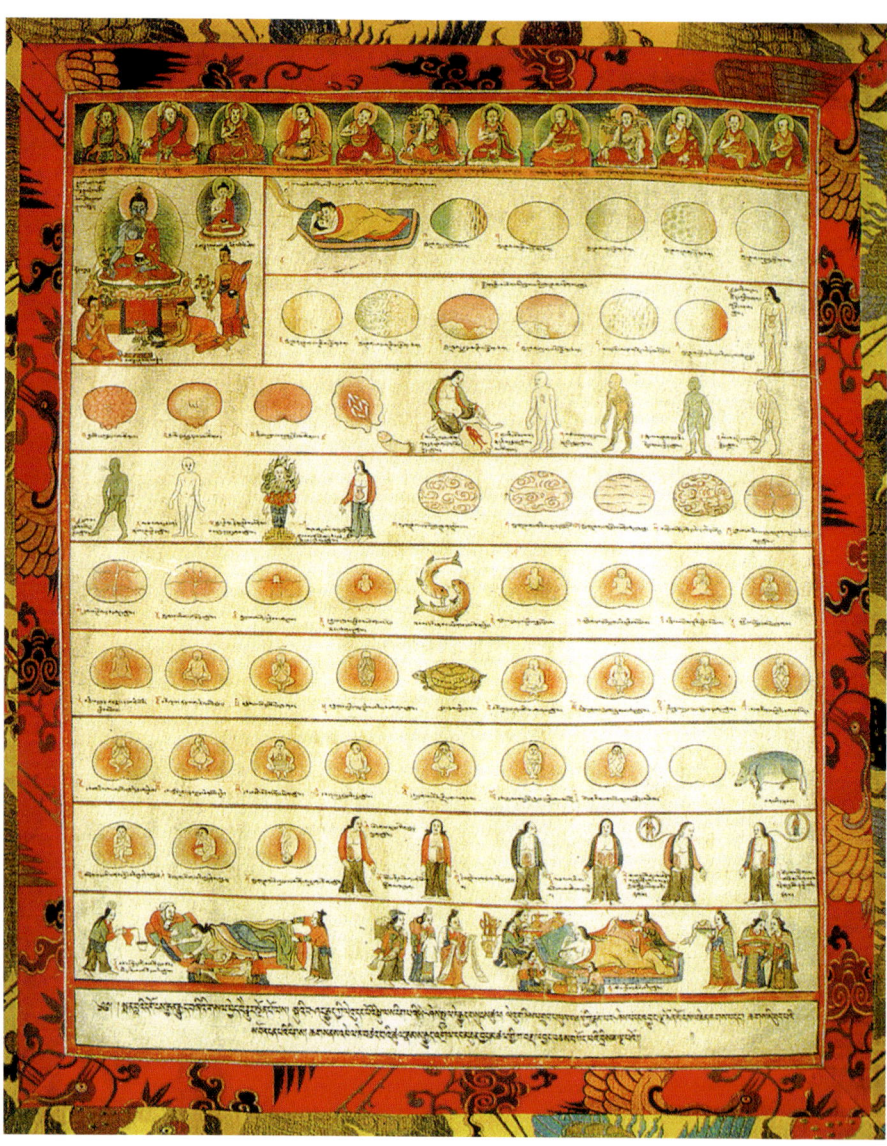

Die Entstehung des Menschen von der Empfängnis bis zur Geburt (Rollbild)

Bei der Konzeption kommt es vor allem an auf einwandfreie Samen-qualität, gesundes Menstruationsblut, das Zusammenwirken der Humoralsäfte *Lung, Tripa* und *Begen,* das *Bardo*-Bewußtsein (also die *Karma*-Bedingungen), die verschiedenen Ebenen der menschlichen Verblendung sowie Mikropartikel der fünf physikalischen Elemente. Erst das optimale, harmonische Zusammenwirken all dieser Komponenten ermöglicht die Embryowerdung. Sind sämtliche dieser Faktoren zum Zeitpunkt der fertilen Phase gegeben, entsteht durch den Geschlechtsakt ein neuer Mensch.

Dazu ein Beispiel im übertragenen Sinn für ein Streichholz, eine Streichholzschachtel, Brennholz und die menschliche Aktion: Das optimale Zusammenspiel durch Reiben (menschliche Anstrengung) des Zündholzes an der Schwefelseite der Schachtel und Übertragung der entstandenen Energie auf das Brennholz ermöglicht es erst, Feuer zu entfachen. Analog verhält es sich mit dem komplexen Zusammenspiel der diversen Faktoren, die erst die Menschwerdung ermöglichen.

Die fünf kosmo-physischen Elemente in Relation zu den drei wichtigsten Humoralsäften.

Kosmo-physische Elemente	Humoralsaft
Erde + Wasser	Begen
Feuer	Tripa
Luft	Lung
Raum	gegenwärtig in allen drei Humoralsäften

Wenn Sperma und Menstruation beeinträchtigt sind

Falls eine Anomalie in der Samenbildung oder im Ablauf der Periode vorliegt, ist die Normalisierung dieser Vorgänge unabdingbar für eine erfolgreiche Befruchtung. Besteht zum Beispiel im Humoralsystem des *Lung* ein Defekt, äußert sich dies im Sperma des Vaters oder im Menstruationsblut der Mutter: Sperma und Blut sind von rauher Konsistenz, schwärzlichem Aussehen und adstringierendem Geschmack; auf eine Imbalance in der Energie *Tripa* weisen gelbliches Aussehen, saurer Geschmack und penetrant schlechter Geruch hin; bei einem gestörten *Begen*-Haushalt beobachtet man extrem klebrige Konsistenz, bleiches Aussehen und einen kühlen Geschmack. Die Erklärung hierfür liegt darin, daß die Störungen im Humoralbereich zusammentreffen mit individuellen *Karma*-Altlasten.

Karma-Altlasten

Ein Ungleichgewicht im Blutsystem äußert sich in faulig riechendem Sperma und Blut der Frau. Bei einer gekoppelten Disharmonie von *Begen* und *Lung* sieht man Verklumpungen. Existiert eine Imbalance von Blut und Humoralsaft *Tripa,* so sind Samen und Blut eiterähnlich und intransparent. Eine Störung der Energien *Begen* und

Tripa zeigt sich in kompaktem und festem, »bällchenförmigem« Status.

> **!** Bei einer kombinierten Unausgewogenheit von *Lung* und *Tripa* stößt man auf mangelnde Quantität und Qualität von Sperma und Blut. Diese Konstellation ist schwer zu beheben. Bei Disharmonie aller Energien riechen Sperma und Blut wie Urin und Exkremente; ein solcher Zustand ist praktisch nicht behandelbar.

Diese Ausführungen lassen erkennen, daß bereits das Vorliegen des kleinstmöglichen Defektes die Empfängnis verhindert.

Bei normaler Beschaffenheit des Sperma ist seine Quantität »üppig«, seine Konsistenz weißlich und »schwer«, sein Geschmack süß. Bei der Befruchtung entfaltet der Samen insbesondere auch Einfluß auf die Herausbildung von Gehirn, Wirbelsäule, Knochen und Knorpel des gezeugten Menschen.

Bei einer gesunden Frau ist das Menstruationsblut tiefrot – ähnlich der Farbe von Hasenblut –, klar, nicht unangenehm riechend, und Flecken lassen sich leicht auswaschen. Bei solch einer idealen Konstellation ist die Entstehung von neuem Leben erst möglich. Charakteristisch für das menstruelle Blut zum Zeitpunkt der Konzeption ist **Vital- und Hohlorgane** die Einflußnahme auf die Bildung von Muskelgewebe, Blutzellen, Vital- und Hohlorganen des neuen Lebewesens.

Das Bardo-Bewußtsein

Generell hängt das *Bardo*-Bewußtsein von der kompatiblen *Karma*-Situation bei Vater und Mutter ab. Existiert diese Harmonie nicht, kann die Seele – obwohl alle anderen Kriterien, wie zum Beispiel reguläres Sperma und einwandfreies Menstruationsblut, mitspielen –, **Kinder-losigkeit** »nicht Fuß fassen«. Aus diesem Grunde basieren Fälle von Kinderlosigkeit in der Praxis vielfach auf diesem seelischen Ungleichgewicht, obwohl die gesundheitliche Konstitution des Paares hervorragend ist.

> Der Begriff der Seele wird ganz unterschiedlich definiert. Dem tibetischen Verständnis zufolge leben die Völker und Rassen dieser Welt in angestammten Lebensräumen mit ganz spezifischer Umwelt, die nicht zuletzt durch Traditionen bestimmt wird, welche sich durch viele Generationen hindurch eingebürgert haben.

Beeinflußt davon sind auch Geisteshaltung und Lebenseinstellung, also die Mentalität. Unabhängig davon wird die urmenschliche Seele, d.h. die natürliche Identität des Menschen nicht tangiert und ist überall auf der Erde zu finden. Die Ansichten über diese ureigene Identität des Homo sapiens können jedoch aufgrund der diversen kulturellen Muster variieren.

Wir wollen in diesem Buch allein vom tibetischen Standpunkt ausgehen. Hier herrscht die Auffassung, daß die Ebene des Organismus und die der Seele nicht identisch sind, sondern unabhängig voneinander betrachtet werden müssen. Das Bewußtsein ist ein subtiles Phänomen, das nicht greifbar und nicht sichtbar ist; es läßt sich nicht formell definieren. Was wir beschreiben können, sind die Charakteristika: die Leichtigkeit der Seele und ihre Mobilität, die Transparenz und Klarheit ähnlich der Sonne und dem Wasser sowie das ausgeprägte Vorstellungsvermögen. — *das Bewußtsein*

Wenn wir uns einen bestimmten Ort ausmalen, so ist es uns möglich, sich mental dorthin zu versetzen oder sich bestimmte Merkmale dieses Ortes vorzustellen. Das ist nur eine der herausragenden Fähigkeiten unseres Bewußtseins. Die natürliche Identität des Bewußtseins hängt ab von unseren Gewohnheiten, unseren Erfahrungen und unserem Intellekt.

! Die Bedeutung der Seele für den Körper des Menschen läßt sich gar nicht hoch genug einschätzen. Die Psyche ist untrennbar mit dem physischen Körper verbunden, gleichwohl aber auf dem anatomischen Niveau nicht dem Körper zugehörig. Im ausgewogenen, also gesunden Zustand des Menschen wird diese Konstellation ganz deutlich.

Wieder ein Beispiel, diesmal aus dem High-Tech-Bereich: Logischerweise ist der technisch hochstehende Fernseher ohne die Unterstützung des essentiellen elektrischen Stromes nicht in der Lage, Bilder und Töne zu vermitteln. Nur dank der Eigenschaften des Stromes vermag der Fernsehapparat in Aktion zu treten. Hinzu kommt, daß die Kraft der Elektrizität allein nicht ausreicht; sie muß genau auf den vorgegebenen Bahnen im elektrischen Netz zirkulieren, damit die Energie auch zweckgerecht und maximal ausgeschöpft wird. Das Zusammentreffen eines technisch einwandfreien Gerätes sowie eines optimal funktionierenden Elektronetzes erst garantiert ein erfolgreiches Resultat, nämlich die tadellose Funktion des Apparates sowie seine lange Lebensdauer. — *Zweckgerechtigkeit*

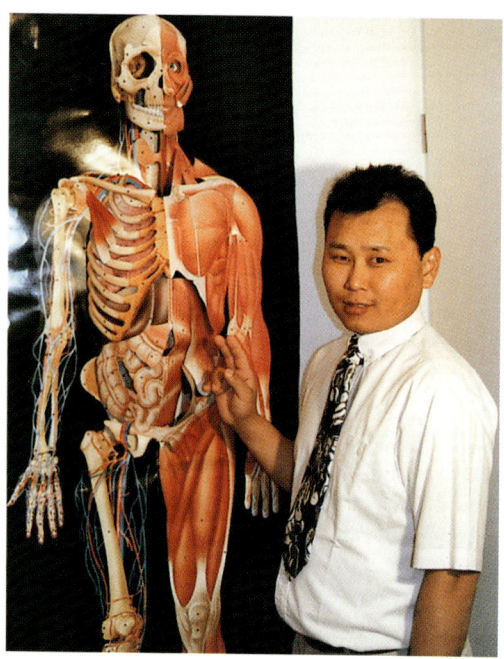

Dr. Amipa gibt während eines Seminars Erläuterungen zum menschlichen Organismus und zur tibetischen Humoralpathologie

Der in Betrieb befindliche Fernseher gibt uns das Gefühl, das Gerät und die Stromenergie bildeten eine einheitliche Identität. In der Tat aber handelt es sich um zwei verschiedene, unabhängige Einheiten. Genauso verhält es sich mit Körper und Bewußtsein. Diese zwei Ebenen sind unabhängig und trotzdem untrennbar miteinander verbunden, denn ein Körper ohne die seelische Komponente ist kein menschliches Lebewesen; erst durch die Existenz des Bewußtseins rücken wir in den Status von Menschen auf. Die seelische Energie erst wird dem Lebewesen Mensch gerecht. Beim Tod trennen sich Körper und Seele. Während der Phase der seelischen Existenz im physischen Körper geben die körperliche Form und die Seele eine Einheit vor; intern aber bilden sie gemäß der tibetischen Auffassung in Wirklichkeit zwei verschiedene, unabhängige Ebenen.

Die Charakteristiken des Bewußtseins sind also die Mobilität, die Abstraktheit, die Transparenz und die Klarheit. Das Bewußtsein beeinflußt laut tibetischer Embryologie die Bildung der fünf Sinnesorgane und in der Folge auch deren funktionelle Aspekte wie beispielsweise den Tastsinn oder das mentale Bewußtsein. Das Bewußtsein ist angesiedelt im Geist, in der Seele und in der Wahrnehmung.

Das Ungleichgewicht der fünf Elemente

Die Funktionen der physikalischen Elemente

Wenn die Kombination der kosmo-physischen Elemente nicht komplett ist, entsteht kein neues menschliches Leben. Falls also Sperma und Menstruationsblut in Ordnung und alle Elemente außer Erde vorhanden sind, so sind die Voraussetzungen nicht vollständig er-

Erde

füllt, um eine Befruchtung auslösen zu können. Das Vorliegen sämtlicher Elemente ist unabdingbar für die Fertilität. Das Element Erde ist nämlich verantwortlich für die Bildung von Muskel- und Knochengewebe und außerdem für die physische Härte zuständig. Doch Erde zeichnet auch primär verantwortlich für die Form der Nase und den Geruchssinn.

Fehlt aber das Element Wasser, so wirkt sich dies in der Physis dahingehend aus, daß der Körper nicht die Fähigkeit des Zusammenziehens besitzt. Wasser ist zuständig für alles Konstringierende im Organismus sowie ferner für die Existenz von Blut und Serum. Sekundär ist Wasser auch verantwortlich für die Form der Zunge und den Geschmackssinn und ebenso für die »physische Feuchtigkeit«, zum Beispiel in den Drüsen. **Wasser**

Ohne das kosmo-physische Element des Feuers – wenngleich alle anderen Elemente vorherrschen – können die unreifen Komponenten nicht auswachsen. Feuer generiert primär die körperliche Wärme und beeinflußt das Aussehen beispielsweise der Haut. Dieses Element hat auch die Aufgabe die Augen zu formen sowie die Wahrnehmung zu prägen. **Feuer**

Fehlt in der elementaren Konstellation die Luft, so manifestiert sich dies in Wachstumsinsuffizienz; infolge dieses Defizits kommt es zu einer Wachstumsblockade. Typisch für das Element Luft ist die interne und externe Atmung. Luft ermöglicht die Existenz der Respirationspartikel. Wesentlich ist auch die Aufgabe der körperlichen Formgebung, weshalb Luft auch für die Sensibilität und Konsistenz der Haut als verantwortlich gilt. **Luft**

Liegt schließlich in der ansonst kompletten Kombination das Element des Raumes nicht vor, äußert sich dies in einem Wachstumsstopp, denn ohne Raum ist kein Platz, um überhaupt wachsen zu können. Die typischen Eigenschaften dieses physikalischen Elementes sind die »Kanalgebung« des Lebens, des Geistes, der physischen Komponenten im Stoffwechsel, der Poren, des vegetativen Nervensystems und der Aorten. Simultan ist Raum zuständig für die individuelle Formung der Ohren und des Gehörsinns. **Raum**

Diese ziemlich kurzen Darlegungen können selbstverstänlich nur rudimentärer Natur sein. Es ist auch klar, daß all diese komplexen Fähigkeiten der fünf Elemente ihre Aufgaben nicht in einem kurzen Zeitraum, sondern über eine lange Periode hinweg entfalten. Erst bei komplettem Vorliegen aller Elemente zusammen mit einwandfreier Samenqualität und normalem Menstruationsblut ist die Voraussetzung für die Entstehung neuen Lebens gegeben.

Charakteristika der Humoralsäfte

Lung	Tripa	Begen
rauh	ölig	ölig
leicht	scharf	kühl
kühl	heiß	schwer
schmal	leicht	stumpf
hart	penetrant riechend	weich
flexibel	flüssig	immobil
	feucht	klebrig

Die Funktion der Humoralsäfte

Der Humoralsaft *Lung* ist allgemein verantwortlich für die muskulär gesteuerten Körperbewegungen wie Gehen, Strecken, Spiel und Sport, Reden, Zusammenziehen der Gliedmaßen, Atmung, Blutzirkulation, Nahrungsaufnahme und sämtliche Ausscheidungen sowie Öffnen und Schließen aller Körperöffnungen. *Lung* ist darüber hinaus zuständig für die Klarheit und Schärfe der Sinnesorgane und kontrolliert gleichzeitig das gesamte vegetative Nervensystem und die Bewußtseinslage. *Lung* umfaßt sowohl »grobe« als auch subtile Aspekte; die »groben« beziehen sich auf die physischen Funktionen, die subtilen auf die mentalen Funktionen. Der Humoralsaft Lung **Lung-Unter-** wird nochmals in fünf Untergruppen klassifiziert, die jeweils ganz **gruppen** spezifische Aufgaben wahrnehmen.

**Die Lung-Subkategorien und ihre Funktionen
mit den dazugehörigen Elementen**

■ *Lebenserhaltendes Lung (Songzin Lung)*
Sitz: Schädel
Bahnen: vom Pharynx (Rachen) den Ösophagus (Speiseröhre) hinunter
Funktionen: Schlucken von Nahrung und Getränken, Atmen, Spucken, Niesen, Rülpsen; klärt die Wahrnehmungen der Sinnesorgane und unterstützt das Gedächtnis
Element: Erde

■ *Aufsteigendes Lung (Gengu Lung)*

Sitz: Thorax (Brustkorb)
Bahnen: innerhalb von Nase, Zunge und Rachen
Funktionen: Sprache, gesunde Gesichtsfarbe, körperliche Stärke, Regulierung der physischen Konsistenz, Klarheit des Gedächtnisses, Geisteshaltung, Sorgfalt und Fleiß
Element: Luft

■ *Durchdringendes Lung (Gyab ghe Lung)*

Sitz: Koronarregion (Gebiet der Herzkranzgefäße)
Bahnen: zirkuliert durch den ganzen Körper
Funktionen: richtige Funktion des Muskelgewebes, Anheben der Extremitäten, Gehen, Kontraktionen der Extremitäten, Öffnen und Schließen der Körperöffnungen
Element: Raum

■ *Feuerähnliches Lung (Me nam Lung)*

Sitz: Magen
Bahnen: durch den Verdauungstrakt
Funktionen: unterstützt Verdauung, Absorption und metabolische Aktivitäten der physischen Komponenten
Element: Feuer

■ *Sinkendes, klärendes Lung (Tur sel Lung)*

Sitz: perineale Region (Damm)
Bahnen: durch Dickdarm, Harnblase, Geschlechtsorgane und Oberschenkel
Funktionen: unterstützt Darm- und Blasenentleerung, Sperma-Ejakulation, Abgang des Menstruationsblutes, Öffnung und Zuammenziehung des Uterus (Gebärmutter)
Element: Wasser

Der Humoralsaft *Tripa,* der der Natur des Feuers gleicht, ist zuständig für den Stoffwechsel des Menschen und daher verantwortlich für Hitze und Energie. Hunger, Durst, Verdauung, Filtrierung von raffinierten und nicht-raffinierten Nahrungsbestandteilen, Stärkung der Entschlußkraft und Selbstvertrauen bei den individuellen Absichten sind die hauptsächlichsten Aufgaben des Humoralsaftes Tripa. Hier die *Tripa*-Subkategorien, ihre Funktionen und die assoziierten Elemente:

Tripa-Hauptaufgaben

**Die Tripa-Subkategorien und ihre Funktionen
mit den dazugehörigen Elementen**

■ *Digestives Tripa (Tripa Chub je)*
Sitz: Magenregion
Funktionen: Nahrungsverdauung, Filtrierung von Chylus und
              nicht verwertbaren Stoffen; fördert physische Hitze,
              unterstützt das korrekte Funktionieren der vier ver-
              bleibenden Tripa-Arten und erzeugt Stärke
Element: Feuer

■ *Farbenregulierendes Tripa (Tripa Dang gyur)*
Sitz: Leber
Funktionen: Transformation der roten Farbe des Blut- und
              Muskelgewebes
Element: Wasser

■ *Verwirklichendes Tripa (Tripa Drub je)*
Sitz: Koronarbereich
Funktionen: verantwortlich für die Erfüllung von Wünschen und
              Ambitionen, Stolz, Intellekt
Element: Erde

■ *Sehendmachendes Tripa (Tripa tong che)*
Sitz.   Augen
Funktion: Sehvermögen
Element: Raum

■ *Hautklärendes Tripa (Tripa Dogsel)*
Sitz: Haut
Funktion: klares Aussehen der Haut
Element: Luft

Der Humoralsaft *Begen* ist verwandt mit der Natur von Erde und Wasser und folglich als kalt einzustufen. Er ist zuständig für die Bildung von Körperflüssigkeiten, gewährleistet Straffheit von Geist und **Begen sorgt** Leib, verbindet die Gelenke, sorgt für Geduld, hält Körper und Gelen- **für Geduld** ke geschmeidig und unterstützt physische Stärke und Stabilität. Die *Begen*-Subkategorien mit ihren Funktionen und den verwandten Elementen sind:

**Die Begen-Subkategorien und ihre Funktionen
mit den dazugehörigen Elementen**

■ *Unterstützendes Begen (Begen Den je)*
Sitz: Thoraxbereich
Funktionen: reguliert die Körperflüssigkeiten, intensiviert die vier
                  übrigen *Begen*-Typen
Element: Erde

■ *Dekomposierendes Begen (Begen Ngag che)*
Sitz: epigastrische Region (Epigastrium; Oberbauch)
Funktion: bringt feste Nahrung in halbflüssigen Zustand
Element: Feuer

■ *Erfahrendes Begen (Begen Ngong che)*
Sitz: Zunge
Funktion: sorgt für die verschiedenen Geschmacksrichtungen
Element: Wasser

■ *Zufriedenstellendes Begen (Begen Tsim che)*
Sitz: Kopf
Funktion: Versorgung der Sinnesorgane
Element: Luft

■ *Verbindendes Begen (Begen Chor je)*
Sitz: alle Gelenke
Funktionen: verbindet die verschiedenen Gliedmaßen, Flexion
                  und Kontraktion der Extremitäten
Element: Raum

Zusammenfassend kann man sagen: Lung ist das Bewegungsprinzip – Tripa ist das Stoffwechselprinzip – Begen ist das Strukturprinzip.

Sieben physische Komponenten und drei Sekretionen

Es sind folgende sieben Transformationsstadien zu unterscheiden:
■ Essentielle Partikel aus der aufgenommenen Nahrung *(Tang-ma)*,
■ Blutgewebe wird durch die *Tang-ma*-Essenz gebildet *(Drag)*,
■ Muskelgewebe entsteht durch die Essenz des Blutes *(Sha)*,

■ Fettgewebe wird durch die Essenz des Muskelgewebes gebildet *(Tsil)*,

■ Knochengewebe bildet sich durch die Essenz von Fettgewebe *(Rül)*,

■ Knochenmark entsteht durch die Essenz des Knochengewebes *(Gang)*,

■ regenerative Flüssigkeiten durch die Essenz des Knochenmarks *(Ko-a)*.

Weiterhin wichtig sind die drei Sekretionen

■ Defäkation (Darmentleerung),

■ Entleerung der Harnblase und

■ Transpiration (Schwitzen).

Die fünf *Lung*-Kategorien, die fünf *Tripa*-Sektionen und die fünf *Begen*-Klassen, also insgesamt 15 Körperenergien, bilden zusammen mit den sieben physischen Komponenten und den drei Körpersekretionen die Hauptfaktoren für das exakte, ausgeglichene Funktionieren von Bewußtsein und Körper und damit für die Gewährleistung einer stabilen Gesundheit.

Wohlergehen bedeutet Stärke, Selbstvertrauen, Entschlossenheit, zielgerichtetes Streben und ein langes Leben ohne Krankheit. Gerät dieses empfindliche Gleichgewicht aus der Balance, treten Erkrankungen auf, manchmal schwächerer, manchmal stärkerer Natur. Aus diesem Grund sollten wir stets bestrebt sein, unsere Energien in Harmonie zu halten, eine ungesunde Ernährung vermeiden und uns um ein adäquates Verhalten in bezug auf Körper, Geist und Rede bemühen.

Die tibetische Konstitutionstypologie

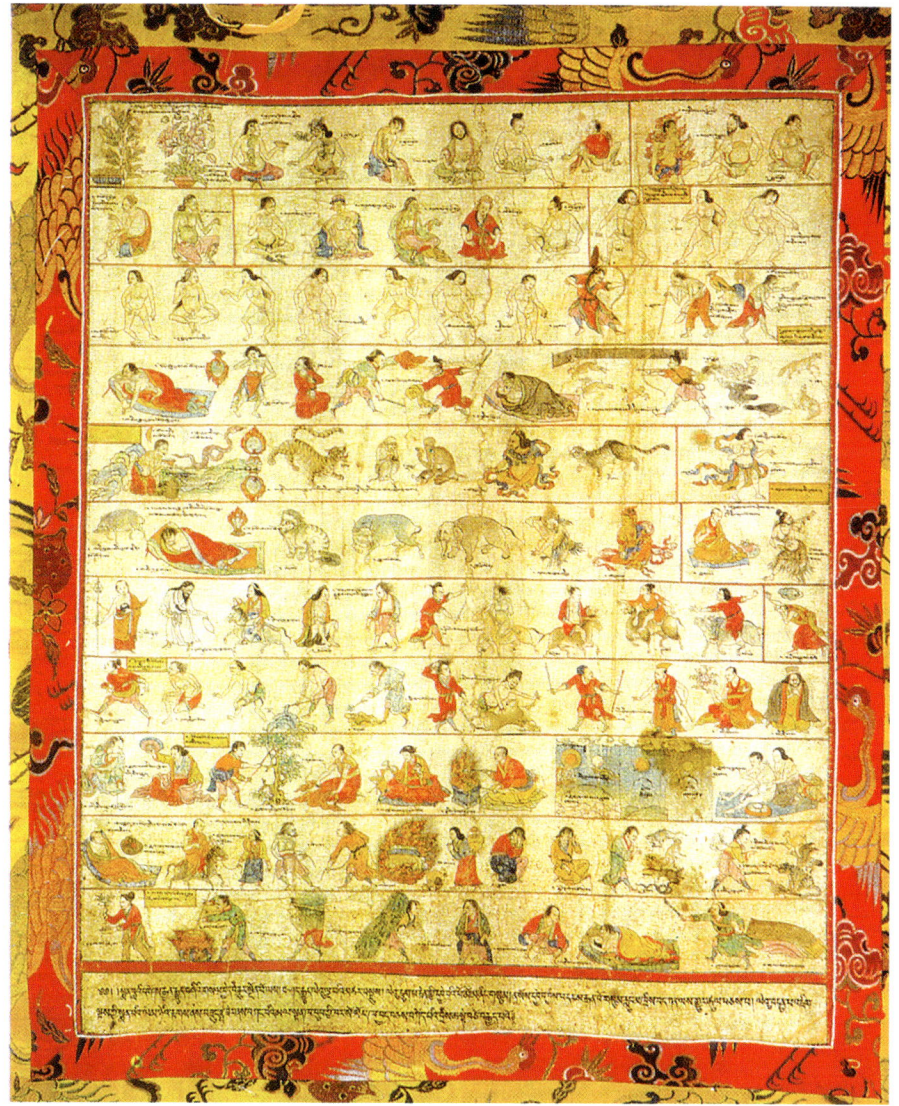

Die Gesetzmäßigkeiten der verschiedenen Konstitutionen (Rollbild)

Das irdische wie auch das geistige Glück jedes Menschen hängt von seinem physischen und psychischen Zustand ab. In den westlichen Ländern basiert die Medizin auf der Zellen- und Organlehre; die tibetische medizinische Wissenschaft gründet hingegen auf der Humorallehre. Es werden sieben verschiedene Hauptkategorien unterschieden. Hier können diverse Faktoren innerhalb der Unterteilungen nuancierte Abwandlungen bewirken. Solche Faktoren sind:

Humoral-
lehre

- die Transformationen der verschiedenen Elemente, z.B. aufgrund der individuellen Beschaffenheit von Sperma bzw. Menstruationsblut,
- der Einflußgrad der funktionalen Phänomene wie etwa Unbeständigkeit,
- die Umwelteinflüsse und die kulturellen Unterschiede, d.h. Traditionen und Mentalitäten,
- die *Karma*-Konditionen,
- die diversen Ursprungsebenen sowie
- die Ernährung.

Die Einflüsse sind schon im Uterus während der Embryonal- und Fetalphase spürbar, und zwar u.a. in der Ernährung und im Verhalten der Mutter.

Die Natur birgt noch sehr viele Geheimnisse, die der Mensch nicht analysieren und nicht begreifen kann. Deshalb sollen in diesem Buch solche Ausführungen genereller Natur abgehandelt werden. Um die sieben Klassifikationen zu verstehen, ist es zunächst notwendig, die drei Hautpkategorien des harmonischen Status zu begreifen.

Der Lung-Typ und seine Charakteristika

Die Humorallehre der tibetischen Pathologie unterscheidet die drei hauptsächlichen Humoralsäfte *Lung*, *Tripa* und *Begen*. Lung ist in der Qualität *leicht, rauh, kühl, schmal, hart und flexibel*. Im balancierten Zustand des *Lung*, also bei bestehender Gesundheit, ist er nicht sanft, nicht weich und nicht locker, sondern eben eher rauh.

die sechs
Lung-
Qualitäten

Die drei Begriffe Körper, Geist und Rede sind zusammen mit dem Intellekt eng miteinander assoziiert. Die Rede ist leicht, der *Lung*-Typ äußerst gesprächig. Der Geist ist extrem aufnahmefähig und lebhaft im Erfassen des Sinnes. Die Physis ist leicht und flexibel, die Extremitäten sind mobil und der *Lung*-Typ immer in Bewegung. Auf kühles und kaltes Klima reagiert er sensibel und verlangt nach Wärme. Die mikrofeinen Körperkanäle, in denen der Humoralsaft *Lung* zirkuliert und auch die Kälte transportiert wird, sind ein Zeichen, daß

Wärme im Inneren fehlt. Die Kälte ist also auch mit dem Engen, Schmalen oder Dünnen assoziiert. Die Qualität Härte bedeutet ein hartes, eigensinniges Naturell. Flexibel steht als Synonym zu mobil und bedeutet einen wechselhaften Charakter.

Bei wichtigen Vorhaben ist der *Lung*-Typ flatterhaft und unzuverlässig. In Körper, Geist und Rede sind die externen Merkmale eine belegte, rauhe Zunge sowie eine unempfindliche Haut, die sich rauh anfühlt. Bezüglich des Blutes bleibt auch ein therapeutischer Aderlaß ohne Wirkung. Im dynamischen Ungleichgewicht, also im Zustand der Krankheit, wirkt sich die Leichtigkeit im Intellekt aus. Der Kranke wird vergeßlich und mutlos. Die Kühle hat gravierende Konsequenzen, so daß der Patient Schüttelfrost bekommt und konstant das Verlangen nach Wärme hat. Die Enge der Poren und Körperöffnungen bewirkt bei beeinträchtigter Kondition der Humoralsäfte ein Aufrichten der Kopfbehaarung sowie der feinen Körperhärchen. Die Zähne und Nägel reagieren hypersensibel und angespannt.

Unzuverlässigkeit

! **●** Die Härte erkennt man daran, daß beispielsweise Abszesse und ähnliche Infektionen nur schwer reifen, der Eiter sich bloß ganz langsam ansammelt und auch das Fieber nur allmählich seinen Höhepunkt erreicht. Eine medikamentöse Therapie schlägt schwer an; mehrmalige Behandlung ist erforderlich. Was die Flexibilität anbetrifft, sind die Schmerzen diffus und abwechselnd an verschiedenen Körperstellen lokalisiert. Die Psyche wird ruhelos und pessimistisch gestimmt; der Patient möchte sich ständig ortsmäßig verändern.

> Zusammengefaßt sind die sechs Qualitäten des Humoralsaftes *Lung* und der *Lung*-Typ eng assoziiert, ja untrennbar miteinander verbunden – eine logische Schlußfolgerung. Die Essenz ist der Samen des Vaters und das Menstruationsblut der Mutter. Maßgeblichen Einfluß üben auch die Ernährung und das Verhalten der Mutter während der Embryonalzeit sowie die Einflüsse von Umwelt und Klima aus.

Vom Erscheinungsbild her hält sich der *Lung*-Typ leicht gebeugt, ist schlank und weist eine dunkle Hauttönung auf. Vom Naturell her ist er gesprächig, friert leicht und ist sehr klimaempfindlich. Seine Gelenke knacken leicht bei Belastung oder Anstrengung. Vom soziohierarchischen Aspekt her zählt der *Lung*-Typ eher zu den einkommensschwachen Klassen; daher wird er gesellschaftlich oft auch nicht hoch eingeschätzt. *Lung* wird in der tibetischen Fachliteratur als formlos definiert und ist so mit keiner hohen Lebenserwartung ver-

dunkle Hauttönung

bunden. Die entsprechenden Personen haben einen leichten, unruhigen Schlaf mit Einschlafschwierigkeiten.

Von der Statur her gilt der *Lung*-Typ in der tibetischen Humoralpathologie eher als klein und gedrungen. Er hat Freude an Gesang und Geselligkeit und lacht gerne, vielfach auch ohne nennenswerten Grund. Er nimmt auch gerne an Debatten und Kontroversen teil, hängt an seinem Lebenspartner und frönt auch leidenschaftlich Hobbys wie Bogenschießen u.ä. In seiner Ernährung bevorzugt der *Lung*-Mensch süßliche Speisen. Insgesamt gesehen gleicht die Person einem omnipräsenten Adler und hat einen starken Charakter. Im Naturell ähnelt er dem schlauen Fuchs und zeigt wenig Mitgefühl gegenüber seinen Mitmenschen. Ähnlich dem Raben verhält er sich seinem Kontrahenten gegenüber verbal aggressiv und hat Freude daran, anderen Leid zuzufügen. Hinzu kommen eine unangenehme Stimme und ein Mangel an Höflichkeit.

»Schlauer Fuchs«

Der Tripa-Typ und seine Charakteristika

Den Humoralsaft *Tripa* kennzeichnen die Qualitäten *ölig, scharf, heiß, leicht, penetrant riechend, flüssig und feucht*. Im harmonischen Zustand transpiriert der *Tripa*-Typ aufgrund der Öligkeit lediglich moderat und sieht gesund aus. Die Schärfe macht ihn schnell und flink und nicht phlegmatisch. Wenn er etwas beschlossen hat, führt er es umgehend aus. Das Merkmal der Hitze manifestiert sich darin, daß er heiß ist, gleichsam wie eine Thermalquelle, d.h. er friert nicht leicht und ist daher ein sogenannter Heißblüter. Auch im Winter trägt er häufig nur leichte Kleidung.

Heißblüter

Mit Leichtigkeit ist nicht die Substanz gemeint, sondern vielmehr die geistige Erleichterung, wenn z.B. der Durst gelöscht oder die Hitze des Körpers gekühlt ist. Ein penetranter Geruch wird abgesondert, wenn der *Tripa*-Typ stark schwitzt.

Charakteristisch für den Humoralsaft *Tripa* ist die optimale Funktion des Magen-Darm-Trakts. Nach der Nahrungsaufnahme laufen Verdauungsprozeß und Ausscheidung rasch ab. Aufgrund unausgewogener Ernährung und falschen Verhaltens kann dies jedoch schnell in eine Humoralstörung und somit eine Krankheit umschlagen. Die Feuchtigkeit zeigt sich in der Komponente Nässe; der *Tripa*-Typ leidet exzessiv unter Transpiration.

Bei Krankheit verändern sich die sieben Qualitäten. Infolge der Öligkeit verdunkelt sich die Haut und ruft ein Gefühl von Fett auf der Körperoberfläche hervor. Die Schärfe führt zu einem raschen Anstieg der unbalancierten Humoralsäfte. Das extreme Vorliegen von Hitze erzeugt ein Verlangen nach Kühle hinsichtlich des Aufenthaltsortes. Das Leichte manifestiert sich vor allem in Verbindung mit der Krankheit, wenn sie behandelt wird. Es resultiert ein rascher therapeutischer Erfolg; die medikamentöse Wirkung ist intensiv.

Unter dem Aspekt des penetranten Geruchs kommt es zu unangenehmem Mundgeruch und schlechtem Geschmack im Mund, der zu Appetitmangel führt. Die Charakteristik Feuchte zeigt sich in einem flüssigen, verdünnten Auswurf bei Husten und dünnflüssigem, unverklumptem Blut bei Blutungen.

Gerüche

> Die sieben Qualitäten des Humoralsaftes *Tripa* unterstützen im dynamischen Gleichgewicht des Humoralhaushalts das Wachstum und ebenso die physische Balance, dadurch auch die psychische Stabilität und geistigen Frieden. Bei einer Störung jedoch verwandeln sie sich ins Negative und schaden dann körperlich und geistig. Der Ursprung dieser Qualitäten liegt im Samen des Vaters bzw. im menstruellen Blut der Mutter. Der unmittelbare kausale Grund findet sich in der pränatalen mütterlichen Ernährung und im Verhalten der Frau sowie in den Einflüssen von Umwelt und Klima.

Gemäß Elementenlehre ist *Tripa* verwandt mit dem kosmo-physischen Feuer; es ist assoziiert mit Hitze, der Physis des *Tripa*-Typs. Da solch ein Mensch über intensive körperliche Wärme verfügt, ist er oft durstig. Dank der Verdauungshitze funktionieren Magen und Darm rasch und bestens; der Körper ist imstande, häufig Nahrung aufzunehmen und hat auch oft das Begehren danach.

Die Farbe Rot des Feuers bedeutet, daß Behaarung und Gesicht von einer leicht rötlichen Tönung sind. Das Element Feuer wirkt sich auch im physischen Sinne aus: Der *Tripa*-Mensch nimmt Gedanken und Nachrichten intensiv auf. Vom Naturell her ist er sehr ambitioniert, couragiert und selbstbewußt, verfügt über einen starken Unabhängigkeitsdrang und ist nicht bereit, sich zu unterwerfen.

Unabhängigkeitsdrang

Aufgrund der außerordentlich starken Hitze, die die Feuerqualität darstellt, transpiriert der *Tripa*-Typ – wie schon gesagt – exzessiv. In der tibetischen Pathogenese wird das Feuer als transformierende Form angesehen; deshalb wird den entsprechenden Personen eine mittlere Lebenserwartung zugerechnet. Was den Geschmack betrifft, so bevorzugt der *Tripa*-Mensch die bittere, süßliche und adstringie-

mittlere Lebenserwartung

rende Richtung. Bei der Auswahl von Nahrungsmitteln und Früchten achtet er instinktiv auf kühle Potenzen. Ein derartiger Mensch wird in der tibetischen Materia Medica dem Tiger gleichgesetzt; er gilt als stark, mutig und ambitioniert. In Stolz und Selbstbewußtsein wird er dem Dämon gleichgesetzt. Gleichzeitig ist dieser Typ lebhaft, wachsam, flink und leichtfüßig »wie ein Affe«.

Der Begen-Typ und seine Charakteristika

Der Humoralsaft *Begen* trägt folgende Merkmale: *ölig, kühl, schwer, stumpf, weich, immobil und klebrig.* Die Eigenschaft der Öligkeit manifestiert sich physisch in Korpulenz, Phlegma und Lethargie. Die Schwere kommt in der Schwerfälligkeit des biotypischen *Begen*-Menschen zum Ausdruck. Er ist unbeholfen in seiner Mobilität, introvertiert im Charakter, nicht gesprächig und in sich zurückgezogen. Gleichzeitig ist er dadurch isoliert und mental schwerfällig; sein Gehirn arbeitet langsam und gemächlich. Die Qualität stumpf äußert sich in einer komplizierten Krankheitsentstehung, die über Kontamination der Poren erfolgt.

Unbeholfen-
heit

Das Weiche zeigt sich spezifisch im Naturell; der *Begen*-Typ ist ausgesprochen höflich und respektvoll, er wird nie ausfallend oder verletzend. Er besitzt angenehme Umgangsformen, ist friedlich veranlagt und hat einen gemütlichen Charakter. Dadurch wird er allseits respektiert und ist populär. Der *Begen*-Mensch reagiert sehr tolerant und nachsichtig auf Kritik und ist nicht nachtragend. Er zeigt eine gemächliche, aber solide Denk- und Arbeitsweise. Die Immobilität manifestiert sich in einem zuverlässigen, nicht wechselhaften Charakter. Wenn der biotypische *Begen*-Typ etwas zusagt, unternimmt er alles, um zu helfen. In harmonischer Konstellation wirken sich diese Qualitäten wie beschrieben aus. Bei Erkrankungen verändern sich die Qualitäten wie im Fall von Lung- oder Tripa-Humoralstörungen.

Die Eigenschaft ölig transformiert sich zu Erbrechen und Diarrhö (ölähnliche Konsistenz). Bei Schleim absondernden Erkrankungen ist die Kauterisation indiziert, nicht aber eine Blutentnahme. Die Kühle beeinflußt die Nieren- und Rückenregion, in der die Kühle folglich dominiert. Der kranke *Begen*-Typ hat das Bedürfnis nach Wärme auch bezüglich Kleidung, Verhalten, Aufenthaltsort und Aktivität. Die Schwere drückt sich in Schwerfälligkeit und Korpulenz, auch Übergewicht aus. Die Psyche arbeitet langsam; es besteht eine phlegmatische Neigung. Medikamente greifen nur schwer, ein Behandlungseffekt läßt sich also nur schwer erzielen. **Übergewicht**

Auf die Stumpfheit weist hin, daß eine *Begen*-Person auch bei schweren Krankheiten dank ihres intakten Immunsystems nicht so schnell stirbt. Die Weichheit ist bei einer disharmonischen Konstellation der Humoralsäfte in der weichen Konsistenz von Zunge und Haut als erstem Anzeichen einer Störung bemerkbar. In Verbindung mit der Krankheit bedeutet Immobilität, daß der Krankheitsherd klar zu definieren ist. Die klebrige Qualität äußert sich bei allen Ausscheidungen (Erbrochenes, Durchfall, Auswurf oder Nasensekret) in einer klebrigen, leimähnlichen Konsistenz. **intaktes Immunsystem**

> Die sieben Qualitäten des *Begen* fördern also im gesunden Körper die Stabilität von Seele und Körper; im dynamischen Ungleichgewicht des Humoralhaushalts beeinträchtigen und schaden sie Geist und Körper. Die Qualitäten und der spezifische *Begen*-Charakter haben ihren Ursprung im väterlichen Sperma und im mütterlichen menstruellen Blut. Die unmittelbare kausale Wurzel bilden jedoch die vorgeburtliche Ernährungs- und Verhaltensweise der Mutter, die klimatischen Einflüsse sowie die ökobiologischen und sozialen Umweltfaktoren.

Bezeichnend sind auch die reduzierte körperliche Hitze und darum logischerweise das Verlangen nach Wärme. Aufgrund der Korpulenz sind die Gelenke nicht gut sichtbar. In der tibetischen Medizin wird der elementare Aspekt von Erde und Wasser als klar interpretiert; deswegen ist die physische Beschaffenheit hell, und die Verdauungshitze wird als schwach eingestuft. Die Elemente Erde und Wasser sind schwer und stabil; daher ist der *Begen*-Typ selten hungrig und durstig, robust und hart im Nehmen. Vom Naturell her ist er vorsichtig und bemüht, niemandem Schaden zuzufügen. Bei der Exposition gegenüber Sonne und Hitze zeigt er eine zähe Kondition. Von der Statur ist der biotypische *Begen*-Mensch extrem groß. Da die elementaren Potenzen von Erde und Wasser als immobil gelten, ist seine Lebenserwartung hoch, und er ist auch mit irdischen Gütern gesegnet. **hohe Lebenserwartung**

Aufgrund der Eigenschaften schwer und ölig ist der Schlaf der *Begen*-Person gesund und tief. Einem stolzen und arroganten Gegenüber läßt der *Begen*-Typ seinen Emotionen nicht freien Lauf, sondern versucht diese zu kontrollieren. Bei bestehender Antipathie ihm gegenüber läßt er sich nicht leicht provozieren. Falls es doch dazu kommen sollte (was jedoch äußerst selten geschieht!), so ist der emotionale Ausbruch allerdings sehr stark und die Person nur schwer wie-

Elefanten-haut

der zu besänftigen. Man kann generell sagen, der *Begen*-Typ hat eine Elefantenhaut.

Die Lieblings-Geschmacksrichtungen des *Begen*-Menschen können mit heiß, sauer und adstringierend umschrieben werden. Bei den Potenzen dominieren die rauhen Eigenschaften. In der tibetischen Materia Medica vergleicht man diesen Typ mit dem Löwen; er gilt als kraftvoll, dominant und imposant wie der Büffel und hellhäutig wie der Elefant. Bei Debatten und Kontroversen ist er nicht leicht aus der Fassung zu bringen.

> Die aufgeführte Einteilung geschah vor allem unter dem Aspekt der Existenz von *Lung, Tripa* und *Begen*. Bei parallelem Ungleichgewicht von zwei Humoralsäften ergibt sich eine Transformation der betreffenden Potenzen laut genannter Gruppierung. Dann liegen noch andere Einteilungsmuster wie etwa *Lung-Tripa* oder *Begen*-Imbalance gepaart mit *Lung*- oder *Begen-Tripa*-Disharmonie vor. Ferner ist auch die Koexistenz aller drei Humoralsäfte nebeneinander möglich.

In der Klassifizierung wird innerhalb der sieben Kategorien gemäß der elitären Bedeutung nach oben zunehmend folgendermaßen differenziert:

1.	Lung
2.	Tripa
3.	Begen
4.	Lung-Tripa
5.	Begen-Lung
6.	Begen-Tripa
7.	Lung-Tripa-Begen

Die Kategorien 1 bis 7 nehmen in der elitären Signifikanz zu. Rückwärts gesehen, also von Klasse 7 bis 1, ist die Signifikanz nachlassend.

! Es sei allerdings darauf hingewiesen, daß sich diese Bio-Typisierung in der Praxis nicht exakt so darstellen muß. Es handelt sich lediglich um eine grobe Klassifizierung. Aufgrund der Stärke von *Karma*-Bedingungen früherer Inkarnationen im *Samsara,* aufgrund früher besessener Tugenden oder Untugenden ist eine Einflußnahme unvermeidlich und kann Nuancierungen ergeben. »Pflanzen wir guten, positiven Samen, ernten wir auch Positives. Säen wir jedoch Negatives, ernten wir auch wieder Negatives.«

Das aktuelle Leben ist also eng mit unseren früheren Lebenszyklen assoziiert und nicht abtrennbar. Es liegt in unserer Hand, ob wir ein gutes oder schlechtes *Karma* haben werden, und zwar entsprechend unserer positiven oder negativen Aktionen im gegenwärtigen Stadium, deren Früchte wir erst in einem späteren Leben ernten werden.

Wie ermittelt man seinen Konstitutionstyp?

Der folgende Test ist in drei Abschnitte unterteilt. Bei den ersten 25 Fragen, die den Lung-Typ betreffen, lesen Sie jede Aussage und kreuzen (1, 2 oder 3) an, ob dies bei Ihnen zutrifft. Genauso verfahren Sie bei den andern zwei Typen. Die höchste Punktzahl in dem betreffenden Teil bestimmt Ihren Konstitutionstyp.

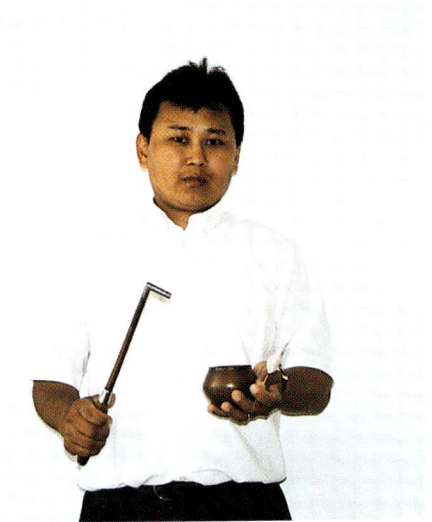

Dr. Amipa erläutert die Funktionen verschiedener medizinischer Instrumente

■ **Teil 1: Lung**
(1 = *trifft auf mich nicht zu;* 2 = *trifft manchmal auf mich zu;* 3 = *trifft meistens auf mich zu*)

1. Ich lerne schnell, vergesse es aber auch wieder schnell.   1   2   3

2. Ich rede gern und viel und gelte daher als Plauderer.   1   2   3

3. Ich bewege mich gerne und bin oft unterwegs.   1   2   3

4. Ich habe Mühe, mich auf eine Sache zu konzentrieren.   1   2   3

5. Ich rege mich leicht auf, bin aber nicht nachtragend.   1   2   3

6. Ich bin von schlanker Statur, leicht vornüber gebeugt.   1   2   3

7. Ich habe eine leicht dunkle Hautfarbe; meine Haut ist rauh, vor allem in der kalten Jahreszeit.   1   2   3

8. Ich habe eine unregelmäßige Verdauung. ☐1 ☐2 ☐3
9. Ich bin leicht in Gedanken verstrickt
   und dadurch oft ruhelos. ☐1 ☐2 ☐3
10. Ich tendiere dazu, aus einer Mücke
    einen Elefanten zu machen. ☐1 ☐2 ☐3
11. Es ist für mich nicht einfach,
    einen Entschluß zu fassen. ☐1 ☐2 ☐3
12. Ich habe häufig Einschlafschwierig-
    keiten und einen leichten,
    oberflächlichen Schlaf. ☐1 ☐2 ☐3
13. Ich gehe gern in Konzerte,
    liebe den Gesang generell und
    singe auch gern selbst. ☐1 ☐2 ☐3
14. Ich bin sensibel gegenüber Wind
    und Kälte und friere schnell. ☐1 ☐2 ☐3
15. Ich hänge sehr an meinem Partner. ☐1 ☐2 ☐3
16. Ich leide oft an Verstopfung;
    der Stuhl ist hart und trocken.
    Ich reagiere schlecht auf Abführmittel. ☐1 ☐2 ☐3
17. Ich bin wechselhaft in meiner Laune. ☐1 ☐2 ☐3
18 . Ich bin schnell ängstlich und mache
    mir leicht Sorgen. ☐1 ☐2 ☐3
19. Manchmal habe ich einen gesunden
    Appetit, und manchmal habe ich
    überhaupt keinen Hunger. ☐1 ☐2 ☐3
20. Ich habe trockenes, rauhes und
    leicht gelocktes Haar. ☐1 ☐2 ☐3
21. In der Sexualität bin ich wechselhaft,
    habe aber eine rege Phantasie. ☐1 ☐2 ☐3
22. Ich nehme gern Snacks und
    Knabbereien zu mir. ☐1 ☐2 ☐3
23. Ich habe keinen festen Schlafrhythmus,
    sondern gehe zu verschiedenen
    Zeiten schlafen. ☐1 ☐2 ☐3
24. Ich habe Schwierigkeiten zu sparen
    und gebe das Geld gerne aus. ☐1 ☐2 ☐3
25. Ich habe keinen konstanten
    Freundeskreis. ☐1 ☐2 ☐3

Punkte insgesamt:

■ Teil 2: Tripa

([1] = trifft auf mich nicht zu; [2] = trifft manchmal auf mich zu; [3] = trifft meistens auf mich zu)

1. Bei der geringsten Aktivität schwitze ich schnell. [1] [2] [3]

2. Ist ein Entschluß gefaßt, will ich ihn sofort in die Tat umsetzen. [1] [2] [3]

3. Ich friere nicht leicht und trage auch im Winter nur leichte Kleidung. [1] [2] [3]

4. Von den vier Jahreszeiten ziehe ich die kühle Saison vor. [1] [2] [3]

5. Ich tendiere zu leichtem Körpergeruch und habe einen normalen Durst. [1] [2] [3]

6. Ich habe einen regelmäßigen Stuhlgang, der weich und gelblich ist. [1] [2] [3]

7. Ich reagiere sensibel auf scharfe und saure Speisen und habe leicht Durchfall. [1] [2] [3]

8. Ich habe einen scharfen Intellekt. [1] [2] [3]

9. Ich habe eine mittlere Körperstatur. [1] [2] [3]

10. Ich bin nicht jähzornig, aber einmal erzürnt kann ich sehr heftig sein. [1] [2] [3]

11. Ich bin ehrgeizig veranlagt und wetteifere mit meinen Mitmenschen. [1] [2] [3]

12. Ich habe eine regelmäßige und unproblematische Verdauung. [1] [2] [3]

13. Ich habe warme Hände und Füße und allgemein einen guten Kreislauf. [1] [2] [3]

14. Meine Haare und mein Körper sind leicht gelblich. [1] [2] [3]

15. Meine Haut ist weich und leicht fettig. [1] [2] [3]

16. Ich habe ein gutes Gedächtnis. [1] [2] [3]

17. In der Sexualität bin ich wach und bereit. [1] [2] [3]

18. Ich habe einen guten Schlaf. [1] [2] [3]

19. Ich kann ohne Mühe viel essen, ohne jegliche Verdauungsschwierigkeiten. [1] [2] [3]

20. Ich bin couragiert und schrecke auch vor großen Unternehmungen nicht zurück. ☐1 ☐2 ☐3

21. Obwohl ich viel esse, nehme ich nicht leicht zu. ☐1 ☐2 ☐3

22. Meine Finger- und Fußnägel wachsen extrem rasch. ☐1 ☐2 ☐3

23. Ich bin innovativ und habe viele Ideen. ☐1 ☐2 ☐3

24 Ich verdiene leicht Geld und gebe es gezielt aus. ☐1 ☐2 ☐3

25. Obwohl ich spät schlafen gehe, habe ich beim Aufstehen keine Mühe. ☐1 ☐2 ☐3

Punkte insgesamt:

■ Teil 3: Begen

(☐1 = trifft auf mich nicht zu; ☐2 = trifft manchmal auf mich zu; ☐3 = trifft meistens auf mich zu)

1. Meine Haut ist hell, weich und fettig. ☐1 ☐2 ☐3

2. Wenn ich etwas zugesagt habe, halte ich mein Wort. ☐1 ☐2 ☐3

3. Ich habe einen umgänglichen Charakter und bin nicht leicht aus der Ruhe zu bringen. ☐1 ☐2 ☐3

4. Meine Körpertemperatur ist normal, eher tief. ☐1 ☐2 ☐3

5. Ich bin schwerfällig und langsam in den Bewegungen. ☐1 ☐2 ☐3

6. Ich habe Mühe zu lernen. ☐1 ☐2 ☐3

7. Mein Intellekt ist eher schwerfällig. ☐1 ☐2 ☐3

8. Mit schwerer Nahrung habe ich Mühe beim Verdauen. ☐1 ☐2 ☐3

9. Nach dem Mittagessen halte ich gerne Siesta. ☐1 ☐2 ☐3

10. Ich schlafe schnell ein und habe einen langen, tiefen Schlaf. ☐1 ☐2 ☐3

11. In der Sexualität bin ich zwar konstant, aber errege mich nicht schnell. ☐1 ☐2 ☐3

12. Ich bin zuverlässig, und auf mich kann man zählen. ☐1 ☐2 ☐3

13. Ich halte mich gerne an der Sonne und in der Wärme auf. ☐1 ☐2 ☐3

14. Mein Stuhlgang ist regelmäßig und konstant. ☐1 ☐2 ☐3

15. Ich bin ein Morgenmuffel. ☐1 ☐2 ☐3

16. Von der Statur her bin ich kräftig und groß. ☐1 ☐2 ☐3

17. Ich habe Mühe abzunehmen. ☐1 ☐2 ☐3

18. Streßsituationen machen mir nichts aus, und ich verarbeite sie gut. ☐1 ☐2 ☐3

19. Ich habe einen gemächlichen Eßrhythmus und nehme mir gern Zeit zum Essen. ☐1 ☐2 ☐3

20. Ich halte es lange ohne Nahrung aus und verspüre nicht so schnell Hunger. ☐1 ☐2 ☐3

21. Ich habe eine langsame Verdauung und fühle mich daher nach dem Essen oft schwer. ☐1 ☐2 ☐3

22. Ich habe keine Mühe, das Gelernte im Gedächtnis zu behalten, habe ein Langzeitgedächtnis. ☐1 ☐2 ☐3

23. Ich habe keine finanzielle Schwierigkeiten und kann gut sparen. ☐1 ☐2 ☐3

24. Ich respektiere meine Mitmenschen und bin deshalb angesehen. ☐1 ☐2 ☐3

25. Ich rede nicht viel, und abends gehe ich immer zur selben Zeit ins Bett. ☐1 ☐2 ☐3

Punkte insgesamt:

Haben Sie in einem Teil eine Gesamtpunktzahl erreicht, die über 50% der möglichen Punkte ausmacht (also mindestens 38 Punkte), so sind Sie ein *Einzeltyp*. Beispiel: *Lung 70%, Tripa 35%, Begen 10%*.

Beim *Dualtyp* weisen Sie zwischen zwei Teilen nur eine Differenz von 25% auf. Beispiel: *Lung 75%, Tripa 50%, Begen 20%.* Sie sind in diesem Fall also ein *Lung-Tripa-Typ.* Umgekehrt können Sie auch einen *Tripa-Lung-Typ* verkörpern. Die Majorität der Menschen ist dualtypisch veranlagt.

Weisen Sie das Total *Lung 75%, Tripa 50%, Begen 50%* auf, heißt das in der tibetischen Konstitutionstypologie, daß der Humoralsaft *Lung* dominiert, gleichzeitig aber der zweite Humoralsaft sich nicht klar definiert hat. Beobachten Sie sich, Ihre Ernährungs- und Ihre Verhaltensweisen! Mit der Zeit wird sich Ihr zweiter Typ klarer herauskristallisieren.

unklarer Typ

Bei der *Drei-Typen-Konstitution* haben Sie zwischen den Ergebnissen der drei Testteile eine Differenz von lediglich 1 bis 10%. Diese Typenkonstellation ist eher selten. Zum Beispiel: *Lung 91%, Tripa 99%, Begen 89%.*

> Ihre Grundkonstitution wird generell durch den Teil mit den meisten Punkten bestimmt. Sollten Sie annähernd gleich viele Punkte in zwei Teilen erzielt haben, sind Sie dual veranlagt. Sie sind ein sogenannter *Mischtyp.* Und dann gibt es eben auch die sogenannte Drei-Typen-Konstitution. Individuell unterscheiden Sie sich in der Stärke des vorherrschenden Typs. Die Kenntnis Ihrer biotypischen Zugehörigkeit ist essentiell, da sich daraus Aussagen bezüglich der für Sie geeigneten Ernährung, einer Ihnen angemessenen Therapie und Ihres klimatisch bedingten und mentalen Verhaltens ableiten lassen. Sie lernen sich dadurch selbst besser kennen und haben es in der Hand, Ihre äußere und innere Harmonie entsprechend zu beeinflussen und zu steuern.

Ernährungslehre und Diätetik
in der Tibetischen Medizin

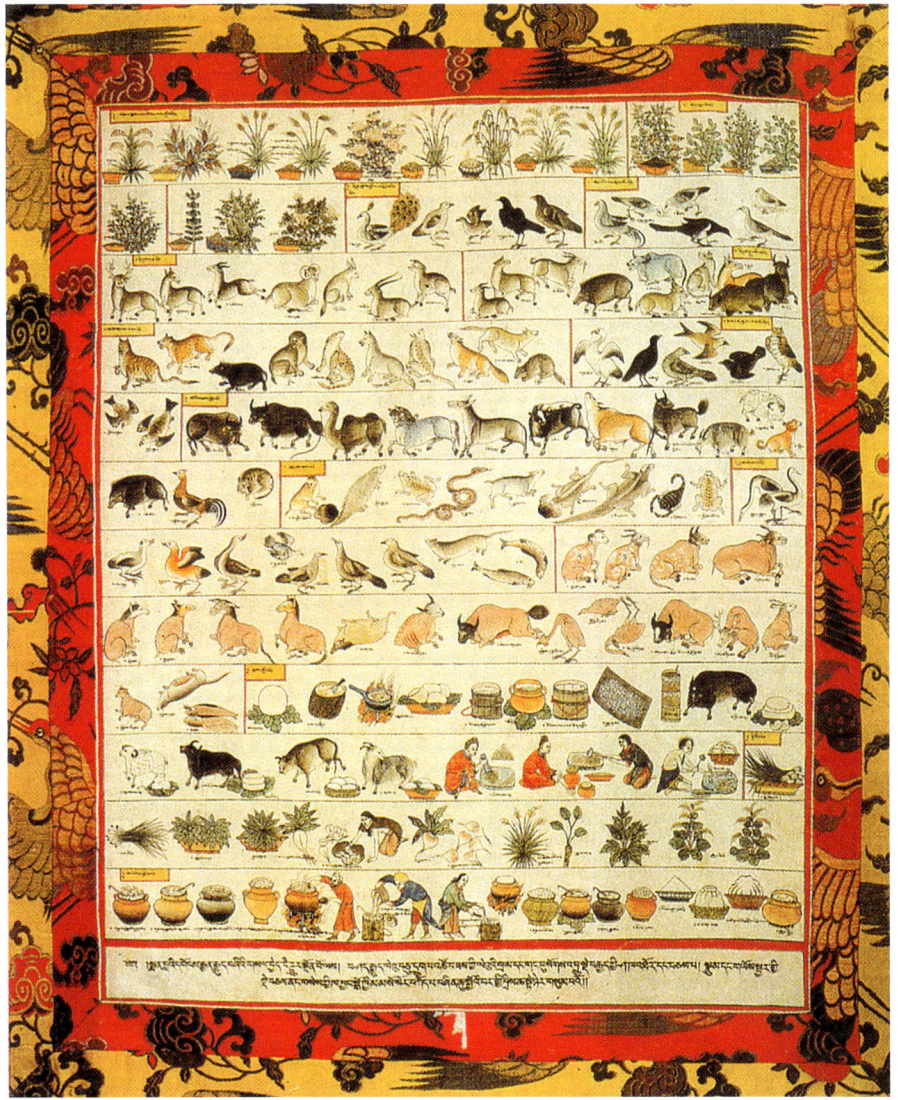

Die Ernährungsregeln in der Tibetischen Medizin (Rollbild)

Im Folgenden wird eine verkürzte Form des tibetischen medizinischen Systems wiedergegeben. Ernährung und Diät spielen in der tibetischen Pathologie eine wichtige Rolle. Grundsätzlich ist den drei Humoralsäften *Lung, Tripa* und *Begen* große Beachtung zu schenken.

Humoraltyp Die humoraltypische Zugehörigkeit ist, wie bereits dargelegt wurde, ganz wesentlich. Ob jemand ein Einzel-, Dual- oder Mischtyp ist und wie sehr er durch sein Alter beeinflußt wird, sind Faktoren, die bei der Wahl der erforderlichen Diät unbedingt beachtet werden müssen. Eine Person ist im Prinzip gesund, solange sich die drei Hauptenergien in einer harmonischen Balance zueinander befinden. Ein Ungleichgewicht ruft einen nicht gesunden Zustand des Körpers hervor; Disharmonie manifestiert sich also in Krankheit.

> Für ein langes und gesundes Leben sind die richtige Ernährung, eine positive Geisteshaltung, die richtige Lebensweise sowie, falls erforderlich, eine adäquate Medikation von äußerster Wichtigkeit. Diesen psycho-sozialen Umständen kommt ein hoher Stellenwert zu, um eine harmonische Symbiose von Geist und Körper zu erlangen und so eine glückliche und gesunde Existenz zu führen. In der ausgewogenen Ernährung ist nicht nur die Qualität wichtig, sondern genauso die Quantität ausschlaggebend. Eine bescheidene Menge richtiger Nahrung ist effektiver als übermäßiger Konsum derselben Lebensmittel. Zuviel des Guten kann ebenso schaden wie zuviel des Schlechten – zwar langsamer, aber der Endeffekt ist praktisch der gleiche. Ein zusätzlicher weitreichender Faktor ist die Anpassung an die Umwelt. Der Ernährungsaspekt wird durch die kulturelle und die geographisch-klimatische Situation stark beeinflußt.

Ob wir uns eines gesunden Lebens erfreuen können oder nicht, hängt ebenso von den sieben physischen Komponenten ab. Auf sie **drei Arten** wirken die drei Arten des Elements Hitze ein. Bei unausgewogener **Hitze** Ernährung ist die sogenannte Verdauungshitze beeinträchtigt. Somit kann die Verdauung nicht optimal funktionieren und begünstigt daher Krankheiten.

Allgemeine Richtlinien

Welche Ernährungsrichtlinien sind nun beispielsweise bei *Lung*-Leiden zu befolgen? Die Traditionelle Tibetische Medizin empfiehlt hier Pferdefleisch, Eselfleisch, Murmeltierfleisch, Senföl, ranzige Butter, weißen Knoblauch, Zwiebeln, frische, lauwarme Milch, Wein aus Molasse und Wein aus Knochen sowie Fleischsuppe. Verhaltensmäßig günstig sind Aufenthalt an warmen Plätzen und die Gesellschaft von nahestehenden, wertvollen Mitmenschen.

Tripa-Krankheiten erfordern folgendes Ernährungsprofil: aus Kuh- oder Ziegenmilch hergestellte frische Butter, Joghurt, Molke, Ziegenfleisch, Brei aus frisch geernteter Gerste, Fleisch von freilebenden Tieren, *Tsampa*-Suppe ohne jegliche Gewürze, kaltes Mineralwasser, abgekochtes und dann abgekühltes Wasser. Vom Verhalten her ist es angezeigt, sich an kühlen, schattigen Plätzen aufzuhalten (an Gewässern, unter Bäumen und in Häusern). Man sollte sich nicht in großem Maße körperlich betätigen, sondern einen angemessenen Lebensstil pflegen.

Tsampa-Suppe

Bei *Begen*-Störungen sind in der Ernährung zu bevorzugen: Fleisch vom Lamm, vom wilden Yak und von fleischfressenden Tieren, Fisch, Honig, konzentriertes tibetisches Bier aus gelagertem Getreide, Joghurt aus der Milch weiblicher Yaks, Yakmolke und abgekochtes Wasser. Bezüglich der Verhaltensweise sind folgende Kriterien maßgebend: regelmäßige körperliche Betätigung, trockene Umgebung und warme Kleidung.

Wie schon gesagt ist die richtige Ernährung qualitativ und quantitativ überaus wichtig. Die Potenz der Nahrung läßt sich durch die Schwere bzw. Leichtigkeit der Mahlzeiten beeinflussen. Wenn das Essen eher leicht und warm verzehrt wird, kann man es sich schmecken lassen, bis das erste Gefühl der Sättigung eintritt, da die Eigenschaften der zugeführten Nahrung die Verdauung erleichtern. Bei schweren und kalten Speisen hingegen ist es ratsam, nur halbe Portionen zu essen, da in diesem Fall die Verdauung zusätzlich belastet wird. Durch ausgewogene Nahrung wird der Verdauungsvorgang gefördert und so die Verdauungshitze intensiviert, was die Lebenserwartung verlängert. Ist die Nahrung ausgewogen, unterstützt die Verdauungshitze die Arbeit von Magen und Darm; dies wiederum verspricht optimale Verwertung der Nährstoffe und trägt somit zu einem gesunden Leben bei.

kalte Speisen

Es kommt sehr auf die aus einer bestimmten Nahrung resultierende Verdauungshitze an; man muß also um eine ausgewogene Ernährungsweise bemüht sein. Stellen wir uns den Magen als aus vier Teilen bestehend vor: Zwei Teile sollen mit Nahrung gefüllt sein, einer mit Flüssigkeit, und ein Viertel sollte leer gelassen werden, um Platz zu schaffen für den ausgleichenden *Lung*. Allerdings darf bei Menschen, die extremer physischer Belastung ausgesetzt sind, großzügiger mit der Nahrungsmenge verfahren werden. Nach dem Essen sollte genügend getrunken werden, um das Durstgefühl zu lö-

Durstgefühl

schen und gleichzeitig die aufgenommene Nahrung zu verflüssigen, was wiederum deren Verdauung erleichtert.

Bei schwacher Verdauungshitze ist das Trinken von abgekochtem Wasser sehr verdauungsfördernd. Soll eine Gewichtszunahme erreicht werden, ist das Trinken von Alkohol empfehlenswert – selbstverständlich nur in geringen Mengen.

Um hingegen eine Gewichtsreduktion zu erreichen, wird empfohlen, Honig in abgekochtem Wasser einzunehmen. Denselben Effekt erzielt man mit einem Getränk vor der Mahlzeit. Ein konstantes Gewicht läßt sich durch einen regelmäßigen Eß- und Trinkrhythmus halten. Trinken am Ende der Mahlzeit führt zu einem Gewichtsanstieg.

Bei einer ausgewogenen Ernährung verfolgen *Lung* und die anderen Humoralsäfte ihren eigenen, ihnen vorbestimmten Weg. Die Verdauungshitze z.B. erlangt so auch mehr Kraft, um ihre ganze Wirkung entfalten zu können, die Organe arbeiten also optimal. Man fühlt sich physisch leicht und daher wohl in seiner Haut. Dadurch ist die Filtrierung, was immer man auch ißt und trinkt, ideal, und man hat auch einen gesunden Appetit. Die Sehkraft wie auch die anderen Sinnesorgane gewinnen an Kraft und Leistung und erfüllen ihre Aufgaben bestens. Der Körper ist widerstandsfähig und kräftig. Die Ausscheidungen (Exkremente, Urin und Gase) erfolgen ohne Druck und in einem regelmäßigen Rhythmus, ohne Blähungen und Verstopfung.

Die verschiedenen Lebensmittel

Körper-reaktionen

Nun zu den Nährstoffen der verschiedenen Speisen und Getränke. Wir sollten sehr sorgsam in unserer Ernährung oder Diät sein. Die Nahrungsmittel sollen reich an Nährstoffen sein. Man muß seinen Körper und seine Reaktionen beobachten und auf diese Weise herausfinden, welche Speisen einem zusagen und welche einem eher schaden. Die Lebensmittel seien hier unterteilt in *Getreide, Öl, Fleisch, grünes Gemüse* und *flüssige Diät*. Getreide wird unterteilt in *Hülsenfrüchte* und *leguminöse Pflanzen*.

Hülsenfrüchte und leguminöse Pflanzen

Korn umfaßt Reis, Hirse, Weizen, Gerste, grobkörnige Gerste usw. Diese Getreidearten weisen in der Regel (prä- und postdigestiv) einen süßen Geschmack auf. Der Verzehr solchen Getreides fördert die Virilität und reduziert exzessiven *Lung* und regt die Zunahme von *Begen* an. Reis ist fettig, weich, kühl und leicht. Diese Eigenschaften eliminieren die drei Humoralsäfte, erhöhen die Fertilität, stoppen Erbrechen und Durchfall. Hirse ist in ihrer Potenz schwer und kühl. Diese Charakteristiken dienen als Stimulanzien des Wachstums und heilen Frakturen oder Knochenrisse. Weizen ist in seiner Beschaffenheit schwer, kühl und nahrhaft. Dieses Naturell liquidiert den Humoralsaft *Lung* und unausgewogene *Begen*-Probleme. Gerste ist in ihrer Natur schwer und kühl. Durch sie erhöht sich die Menge der Exkremente. Außerdem wird das Immunsystem angeregt.

Immun-stimulierung

Der Geschmack der Bohne ist herb und süß. Sie ist in ihrer Potenz kühl und leicht und daher imstande, die Körperkanäle zu verschließen. Sie behebt Hitzestauungen des Humoralsaftes *Begen* sowie Diarrhö. Sie reduziert überschüssiges Fett und die dadurch verursachten Symptome. Es kommt zu einer Zunahme des Blutvolumens und des Humoralsaftes *Tripa*.

> **!** Bei Fettleibigkeit ist die äußerliche Anwendung von zerriebenen leguminösen Pflanzen zusammen mit Joghurt und geschmolzenem Eis oder Schnee in Form einer Paste sehr effektiv.

Die Sojabohne reduziert den Humoralsaft *Lung* und verursacht eine Kumulation von *Begen* und *Tripa*. Andere Effekte sind die erhöhte Spermaproduktion und ein Gewinn an Kraft, Resistenz und Agilität. Linsen sind in ihrem Geschmack herb und süß. In ihrer Potenz sind sie kühl und rauh. Dies ermöglicht eine Zunahme aller drei Haupt-Humoralsäfte. Eine äußerliche Behandlung mit Paste an den betroffenen Stellen ist wirksam gegen Erysipel (Wundrose), Gicht und Hautkrankheiten wie ansteckende rote Flecken im Gesicht, die brennen, sowie Symptome wie Hypertonie u.ä. Leinsamen ist im Geschmack süß, bitter, fettig und weich. Diese Eigenschaften sind äußerst günstig für die Heilung von *Lung*-Leiden. Schwarzer und weißer Sesam ist in seiner Potenz schwer und warm. Er steigert die Samenproduktion und kuriert ebenfalls *Lung*-Krankheiten.

erhöhte Sperma-produktion

> Zusammenfassend kann man sagen: Getreide (insbesondere frisch geerntetes, noch unreifes) ist in seiner Potenz schwer und

feucht; es besitzt also die Potenzen der kosmo-physischen Elemente Erde und Wasser. Dies erschwert die Verdauung und fördert so die Manifestation von *Begen*-Krankheiten. Wenn das Getreide jedoch einige Zeit gelagert wurde und reif ist, ist diese schädigende Eigenschaft eingeschränkt; nunmehr wird es als »leicht und warm« eingestuft und erleichtert folglich die Filtrierung der Nahrung. Rohes Getreide muß ausreichend lange gekocht werden, damit eine gute Verdauung gewährleistet ist.

Fleisch

Fleisch wird in drei Kategorien unterteilt:
- von Tieren, die an trockenen Orten leben,
- von Tieren, die sich an nassen Plätzen aufhalten,
- von Tieren, die sich in trockenen und in nassen Regionen befinden.

Jegliches Fleisch, ob die Tiere sich nun an einem kühlen, feuchten oder trockenen Ort aufhalten, ist in seinem Geschmack (prä- und postdigestiv) süßlich. Hauptsächlich Fleisch von Tieren, die an trockenen Plätzen leben, ist in seiner Potenz kühl, leicht und rauh. Diese Charakteristiken heilen Fieber gekoppelt mit *Lung* und *Begen*. Das Fleisch von Tieren, die nasse Stellen bevorzugen, ist ölig, schwer und warm. Diese Potenzen kurieren Magenkrankheiten, Nierenbeschwerden sowie Kälte- und *Lung*-Krankheiten. Fleisch von Tieren, die sich in nassen und trockenen Regionen aufhalten, hat die Qualitäten, um mit *Begen* und *Lung* verbundene Hitzeleiden wie auch mit Kälte kombinierte *Lung*-Krankheiten zu heilen.

Lammfleisch   Lammfleisch gilt als fettig und warm. Es ist angenehm im Hinblick auf die Verdauung und steigert die physische Kraft. Es kann *Lung*- und *Begen*-Störungen heilen und verstärkt den Appetit. Ziegenfleisch ist in seiner Potenz schwer und kühl. Diese Potenzen lassen die drei Humoralsäfte akkumulieren. Daneben ist es wirksam gegen **Rindfleisch**   Brandwunden. Rindfleisch ist kühl und ölig. Es wird empfohlen zur Therapie von Fieber gekoppelt mit *Lung*.

Schweine-fleisch   Pferdefleisch ist günstig bei eitrigen Krankheiten, Nierenproblemen, Rückenbeschwerden, Kälteleiden und Ödemen. Schweinefleisch ist in seiner Potenz kühl und leicht. Es ist indiziert bei Wunden und ebenso effektiv gegen *Begen*-Krankheiten. Büffelfleisch ist in seiner Potenz warm; dies unterstützt den Schlaf und den Gewichtsanstieg. Yakfleisch ist fettig und warm. Es heilt Kältekrankheiten, er- **Geflügel**   höht das Blutvolumen und vermehrt den Humoralsaft *Tripa*. Geflügelfleisch steigert die Samenproduktion und ist heilsam bei Wunden.

Kaninchenfleisch ist rauh; es steigert die physische Hitze und stoppt Diarrhö. Fischfleisch behebt Magenprobleme, verbessert den Appetit, fördert die Sehkraft und heilt Wunden sowie *Begen*-Störungen.   **Fisch**

Öle und Butter

Die verschiedenen Öle sind Butter, Sesam, Mark und Fett. Jedes von ihnen ist in seiner Potenz schwerer als das vorgenannte. Ihr Geschmack ist süß. Die anderen Qualitäten sind schwer, kühl, mild, fein, zart und feucht. Öle entgiften den Magen und machen ihn weich. Diese Therapie ist speziell indiziert bei älteren Menschen und Säuglingen, bei schwacher Konstitution, steifen Gliedern, rauhem Magen, verminderter Spermienproduktion, ungenügender Menstruation, gegen die Folgen von exzessivem Laxanziengebrauch sowie im Fall von psychischen Belastungen, kurz bei allen *Lung*-Krankheiten.   **den Magen entgiften**

Die frische Butter ist von der Qualität her gesehen kühl. Sie steigert die Spermienproduktion, verleiht ein gesundes Aussehen und erhöht die körperliche Kraft und Resistenz. Butter ist angezeigt gegen *Tripa*-Fieber. Ranzige Butter ist indiziert bei schlechtem Gedächtnis, Vergeßlichkeit, Ohnmachtsanfällen und nicht heilenden chronischen Wunden. Geschmolzene Butter dient der Schärfung der Sinnesorgane; sie steigert die physische Hitze, stärkt die Konstitution und verhilft zu höherer Lebenserwartung, denn: »Der Körper ist die Säule, die den Geist trägt. Ein Haus kann nur gebaut werden mit Säulen, die es stützen. Die Säulen allein machen jedoch noch kein Haus aus. Genauso verhält es sich auch mit dem Geist und dem Körper. Der Körper ist die Säule und der Geist das Haus. Sie gehen also Hand in Hand und sind voneinander abhängig. Dritter essentieller Faktor neben Geist und Körper ist das Leben.« Für diese drei Dinge, Geist, Körper und Leben, ist diese Therapie äußerst wirksam. Speziell die geschmolzene Butter ist die optimale Anwendung. Ihre Wirkung ist erstaunlich.   **ranzige und geschmolzene Butter**

Die Butter von weiblichem Yak und Schaf eignet sich vorzüglich zum Heilen von Kältekrankheiten gekoppelt mit *Lung*. Die Butter der tibetischen Kuh – einer Kreuzung aus Rind und Yak – hat eine ausgeglichene Potenz. Die Butter der Kuh und der Ziege ist kühl in ihrer Eigenschaft und empfehlenswert bei Fieber assoziiert mit *Lung*.

Die Sesambutter, die aus schwarzem und weißem Sesam gewonnen wird, ist heiß und scharf und verhilft mageren Personen zur Gewichtszunahme. Sie baut überschüssiges Fett ab und reaktiviert den Organismus; auch wirkt sie vorzüglich gegen *Begen*-Störungen ge-   **Sesambutter** koppelt mit *Lung*. Butter aus Senfkörnern dämmt *Lung* ein und intensiviert die Humoralsäfte *Begen* und *Tripa*. Butter aus Knochenmark vermindert *Lung*, erhöht die Samenproduktion, revitalisiert den Organismus und vermehrt den Humoralsaft *Begen*. Öl aus dem Fett von Körnern und Kernen eignet sich zur Therapie von Gelenkbeschwerden, gegen *Lung*-Krankheiten, Gehörgangsprobleme, beeinträchtigte Hirnfunktion und Komplikationen seitens der Gebärmutter.

Die regelmäßige Anwendung von Öl ist auf jeden Fall zu empfehlen, ist doch dessen Wirkung erstaunlich und noch dazu breitgefächert. So steigert es z.B. die physische Hitze, so daß der Organismus entschlackt und entgiftet wird. Öl verleiht ein gesundes Aussehen, verhilft zu zarter Haut, beugt vorzeitiger Alterung vor und vitalisiert die Lebenskomponenten. Die physische Kraft und die Resistenz werden angehoben, die Sinnesorgane gestärkt und stabilisiert.

Gemüse

Zwiebeln

Zwiebeln verhelfen zu gutem Schlaf, sind appetitanregend und eliminieren *Begen*-Störungen assoziiert mit Wind. Der weiße Knoblauch ist von seiner Konsistenz her schwer und kühl. Er ist indiziert bei Parasitenbefall und fiebrigen Krankheiten kombiniert mit *Lung*. Junger Rettich ist leicht und warm. Er steigert die Verdauungshitze. Alter Rettich hingegen ist schwer und kühl und provoziert *Begen*-Störungen. Rote Rüben sind angezeigt bei Intoxikationen. Bergknoblauch ist schwer verdaulich, jedoch appetitanregend.

Der Genuß von Gemüse hat allgemein zur Folge, daß sich die feinen Körperkanäle ein wenig zusammenziehen und folglich den Effekt von Medikamenten herabsetzen. Gekochte Brennesseln helfen bei *Lung*-Leiden, steigern die Hitze, fördern das Ausbrechen von *Tripa*- und *Begen*-Krankheiten. Spinat ist nachteilig für die Augen, steigert das Schwitzen, verhindert aber Obstipation.

Flüssigkeiten

Milch hat prä- und auch postdigestiv einen süßen Geschmack, sie ist schwer und kühl. Dies hat zur Folge, daß sie die vitalen Komponenten intensiviert, das Aussehen der Haut verbessert, *Lung*- und *Tripa*-Beschwerden abmildert, die Spermaqualität verbessert und den Humoralsaft *Begen* vermehrt. Kuhmilch ist indiziert bei chronischen Lungenleiden, extrem schwacher Konstitution, persistierenden infektiösen Krankheiten und Diabetes. Sie schärft das Erinnerungsvermögen und stabilisiert den Organismus. Ziegenmilch empfiehlt sich gegen Asthma.

Ziegenmilch gegen Asthma

! Schafsmilch beseitigt sämtliche *Lung*-Krankheiten, schädigt jedoch das koronare System und fördert Vergeßlichkeit.

Die tibetische Kuhmilch stört die Humoralsäfte *Tripa* und *Begen* und verursacht das Ausbrechen entsprechender Krankheiten. Pferde- und Eselmilch unterstützen die Therapie von Lungenleiden (durch Verletzung oder mit Auswurf einhergehend), setzen aber den Intellekt herab und wirken sich negativ auf die Augen aus, weil die rohe Milch in ihrer Potenz schwer und kühl ist. Deshalb fördert sie auch den Befall mit Parasiten und die Bildung von *Begen*-Krankheiten.

Durch Abkochen der Milch mit Wasser im Verhältnis 4:1 wird ihre Konsistenz in leicht und warm umgewandelt. Übermäßig lang gekochte Milch ist in ihrer Beschaffenheit schwer und deshalb auch nur schwer verdaulich. Frisch gemolkene, noch körperwarme Milch ist von der Qualität her die beste und deshalb überaus nützlich. Molke ist indiziert bei unausgeglichener Hitze (z.B. Verdauungshitze), Erkältungsepidemien, um sich greifendem Fieber und physischen Störungen. Joghurt hat prä- und auch postdigestiv einen sauren Geschmack. Seine Potenz ist kühl und ölig. Er wird verwendet bei Verstopfung, kuriert *Lung*- und fiebrige Krankheiten und ist appetitanregend.

Molke

Wasser läßt sich kategorisieren in Regenwasser, Eiswasser, Flußwasser, Quellwasser, Brunnenwasser, Salzwasser und Waldwasser. Qualitativ ist jedes der Wässer in der Reihenfolge seiner Aufführung abnehmend in seiner Potenz. Freilich weist das heutige Regenwasser nicht mehr die Reinheit von früher auf – saurer Regen, Umweltverschmutzung und ökologisches Ungleichgewicht sind heutzutage leider weltweit ein Thema.

Wasserkategorisierung

Beim Abkochen von Wasser ist langdauerndes, gründliches Vorgehen ganz wichtig. Von 1 l Wasser sollten nur noch drei Viertel im Kessel übrigbleiben. Durch die in ihm erzeugte Hitze wird das Wasser verdauungsanregend, stoppt Schluckauf, beseitigt Blähungen und *Begen*-Störungen; auch hilft es gegen Asthma, kann Erkältungen beseitigen. Abgekochtes heißes Wasser bremst die Ausbreitung von Krankheiten und dämmt die Erreger ein.

Alkohol ist in seinem Geschmack bitter, süß und sauer. (Sein post-digestiver Geschmack wird als sauer eingestuft.) Seine Konsistenz ist scharf, warm und rauh. Die Wirkung des Alkohols im Organismus setzt sofort ein und verursacht deshalb leichte Diarrhö. Er provoziert physische Hitze, verleiht Wagemut, verhilft zu tiefem Schlaf, hilft bei *Begen*-Krankheiten gekoppelt mit *Lung*. Bei exzessivem Genuß kommt es zu Ausfällen wie geistiger Verwirrung, Hemmungslosigkeit und Verlust des Schamgefühls. Unterschieden werden hier drei Phasen: in der ersten wird man zu unüberlegten Aktionen verleitet, erlebt ein Glücksgefühl; gleichzeitig hält die beruhigende Wirkung an, alle psycho-sozialen Probleme werden vergessen bzw. verdrängt, man ist in einer Art Pseudo-Euphorie. In der zweiten Phase befindet sich der Betrunkene »im Zustand eines wilden Elefanten, der sich von der Kette losreißt«. Er versucht zwar, von der Kette loszukommen, ist aber machtlos. Er verliert seine Würde und wird unberechenbar in Aktion und Rede. In der dritten Phase wird der Mensch apathisch, willenlos und unansprechbar. Sein Geist ist verdunkelt.

drei Alkohol-Phasen

Zum Speiseplan vieler Weinliebhaber gehört Weintrinken in moderatem Ausmaß. Ein kleines Alkoholquantum ist sogar gesundheitsfördernd. Doch stets gilt: Alkohol darf ausschließlich in einem zuträglichen Maße konsumiert werden, soll die Menschenwürde gewahrt bleiben! Es ist wichtig, daß man imstande ist, den Alkoholgenuß zu kontrollieren. Bildet dies ein Problem, ist es natürlich am besten, völlig auf das Rauschmittel zu verzichten.

Die Pathogenese
in der tibetischen Humoralpathologie

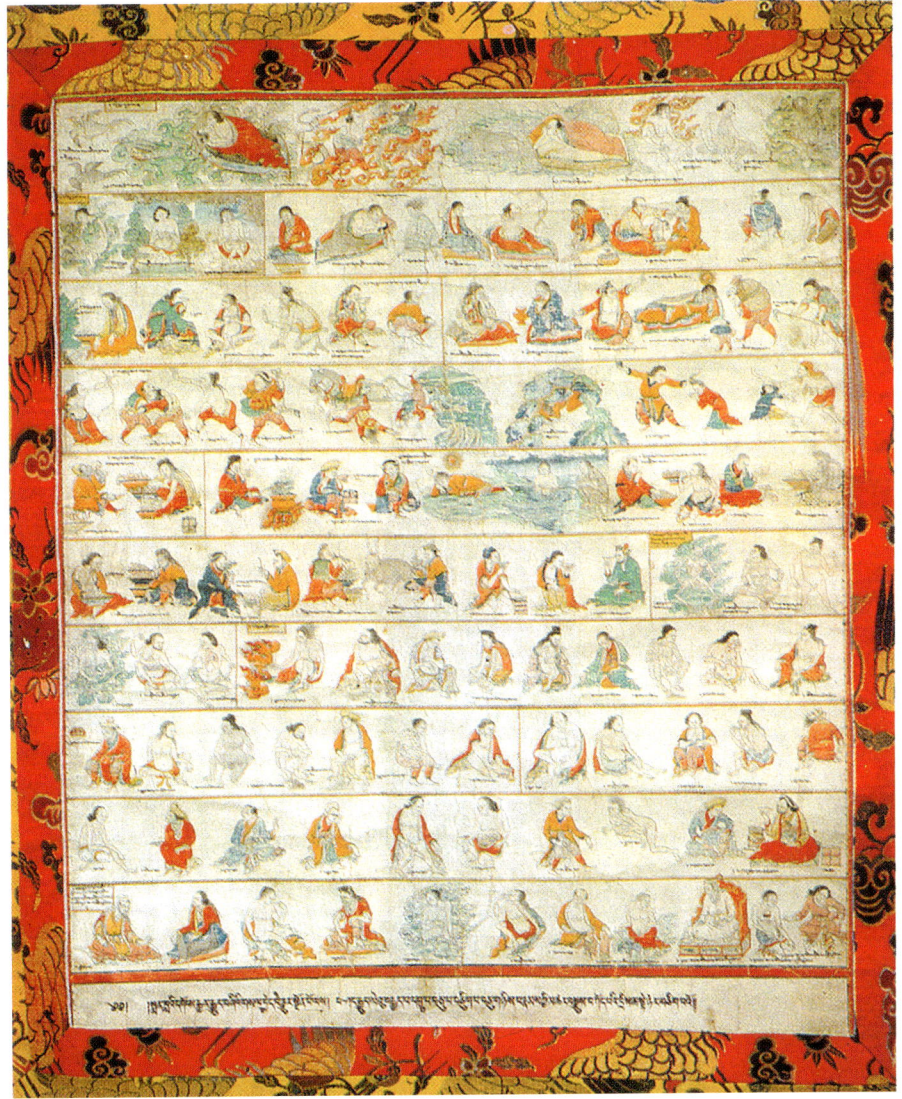

Ursachen und Manifestationen von Störungen (Rollbild)

Um die komplexe Tibetische Medizin auch nur annähernd zu verstehen, muß man wissen, wie Krankheiten in der tibetischen Materia Medica definiert werden, d.h. die tibetische Lehre von den Krankheiten und ihren Ursachen, also die Pathogenese, kennen.

> Der Körper setzt sich zusammen aus den fünf Aggregaten *Formgebung, Emotion, Perzeption (Wahrnehmumg), Gestaltungsfaktoren* und *Bewußtsein*. Aus dem makrokosmischen Körper resultieren die drei prädominanten *Nye-pa* oder Lebensessenzen; darunter fallen auch die sieben physischen Komponenten sowie die drei menschlichen Ausscheidungen Urin, Exkremente und Schweiß. Diese wirken bei Zu- oder Abnahme, also einem Ungleichgewicht, als Ursache von Krankheiten. Hier ist zu differenzieren zwischen den mittelbaren und unmittelbaren Kausalitäten. Bei den mittelbaren Ursachen unterscheidet man zwischen der kumulierten und separierten Kategorie.

Mittelbare Ursachen

Die tibetische Humoralpathologie ist eng assoziiert mit dem Buddhismus, und die kumulierte Kategorie ist ein essentieller Bestandteil: Im jetzigen *Karma* haben wir viele Leiden, die sich im *Samsara* akkumuliert haben; die Ursachen sind zahllos. Die Kernaussage besteht darin, daß im tibetischen *Mahayana*-Buddhismus das Ich nicht existiert, in der menschlichen Natur jedoch vorhanden ist, der Mensch als solcher also unwissend ist; deshalb ist die mittelbare Ursache von Krankheiten oder Störungen die sogenannte Unwissenheit. Solange die humane Existenz, nach buddhistischer philosophischer Auffassung, die Erleuchtung nicht erlangt hat, existieren die Kausalitäten permanent in uns, quasi wie unser Schatten, der untrennbar mit uns verbunden ist. Die Ursachen sind unzählig, und der Mensch mit seinem verdunkelten Geist ist aufgrund seiner Unwissenheit nicht imstande, diese zu erfassen und zu begreifen.

Unwissenheit

Die Kategorie der separierten Kausalität, der Ursache und Wirkung, ist assoziiert mit den mittelbaren Ursachen. In der tibetischen Pathologie ist die Rede von den Untugenden, namentlich von Gier, Haß und Ignoranz. Synonym dazu in der tibetischen medizinischen Terminologie: die drei Geistesgifte. Aus der Kausalität von Gier und Anhaftung resultiert als Folge die Humoralessenz *Lung*. Die geistigen Untugenden manifestieren sich als Gifte im Metabolismus.

drei Geistesgifte

Unmittelbare Ursachen

Die Humoralsäfte *Lung, Tripa* und *Begen* verkörpern die physischen Ursachen und existieren im Körper immer, d.h. die Veranlagung zu Störungen ist stets vorhanden. Befinden sich die Humoralsäfte im Gleichgewicht, ist der Mensch gesund. Bei Disharmonie, wenn die Säfte also vermehrt oder reduziert sind, manifestiert sich diese Störung als Krankheit. Verändert sich die Lokalität in bezug auf die Lebensessenz, wirkt sich das gleichfalls negativ aus.

> Die Folgen sind nicht nur physischer, sondern auch psychischer Natur; denn wenn der Körper krank ist, schlägt das – übrigens auch umgekehrt – unweigerlich auch auf die Seele durch.

Bei einer Irregularität des Humoralsaftes *Tripa* aufgrund falscher Ernährung, fehlerhaften Verhaltens, saisonaler Konditionen, dämonischen Einflusses oder anderer Kausalfaktoren manifestiert sich beispielsweise die Diskrepanz in exzessiver Hitze in der Physis; denn die Essenz *Tripa* hat das Element Feuer in sich. *Tripa* sitzt im unteren Magenteil und steigt bei einem Ungleichgewicht tendenziell nach oben, in den Thorax. Das Feuer lodert ebenso gen Himmel.

Die sieben Gewebskomponenten sowie die drei Körpersekretionen nehmen durch die übermäßige Hitze Schaden und trocknen, durch das Element Feuer bedingt, aus. Hitzekrankheiten wie Fieber sind immer mit dem Humoralsaft *Tripa* assoziiert. **Hitzekrankheiten**

Bei einer Diskrepanz des Humoralsaftes *Begen* aufgrund kausaler Umstände wie Ernährung, Verhalten, Jahreszeiten oder negative Einflüsse u.a. manifestiert sich die Störung in einem Defizit an physischer Hitze, auch an Verdauungshitze und somit in einer Kältezunahme, denn die Essenz *Begen* birgt das Element Wasser in sich. Wasser ist in seiner Potenz schwer, nach unten fließend und kalt. *Begen* hat seinen Sitz im Kopf und bewegt sich, wenn er sich im Ungleichgewicht befindet, aufgrund der Wasserpotenz tendenziell nach unten. Kältekrankheiten sind immer mit dem Humoralsaft *Begen* verbunden. **Kältekrankheiten**

Lung hat als Qualitäten Leichtigkeit und Mobilität und ist daher neutral. Zusammen mit Hitze steigert er die Auswirkungen auf die sieben Gewebskomponenten und die drei physischen Sekretionen. Verbunden mit Kälte schwächt er jedoch die Lebensessenzen und das digestive Feuer.

> Je nach Fall also mildert oder intensiviert der Humoralsaft *Lung* in Verbindung mit der vorangehenden Imbalance die humoralen Konsequenzen in der Physis. In der tibetischen Medizin ist der Humoralsaft *Lung* die dominante Essenz und zirkuliert im ganzen Körper. *Lung* kann auch Krankheiten hervorrufen, indem er Störungen oder Unregelmäßigkeiten verursacht.

Die tibetische Humoralpathologie unterscheidet also zwischen unmittelbaren und mittelbaren Kausalitäten. Die Ursache der Unwissenheit umfaßt ein solch immenses Spektrum, daß sie der primordialen Gruppe zugeteilt wird. Hier wird wiederum unterteilt in die kumulierte und separierte Kategorie. Diese basiert auf den drei Geistesgiften Gier, Haß und Ignoranz, die wiederum den drei Hauptessenzen *Lung*, *Tripa* und *Begen* zugeordnet sind. Aufgrund ihrer diversen Funktionen, die diese erfüllen, wird in der tibetischen Schulmedizin dementsprechend differenziert. Der Ursprung aller Krankheiten basiert primär auf der Unwissenheit; diese wiederum ist Nährboden für die drei psychischen Gifte, aus der die drei Humoralsäfte *Lung*, *Tripa* und *Begen* resultieren.

Unwissenheit als Wurzel

Sehr vereinfacht ausgedrückt: Wenn wir die Krankheitsursachen als Baum betrachten, so ist die Unwissenheit die Wurzel dieses Baumes. Die drei Untugenden oder Geistesgifte Gier, Haß und Ignoranz verkörpern die Zweige des Baumes, die drei Lebensessenzen *Lung*, *Tripa* und *Begen* die Früchte. Alle Faktoren sind unabhängig und doch untrennbar miteinander verbunden und zusammen Verursacher von Krankheiten.

Auslösende Aspekte von Krankheiten

Hier gibt es abermals drei Kategorien: die ursächliche Kondition, den aggravierenden und den eigentlichen auslösenden Aspekt. Als ursächlichen Aspekt definiert die tibetische Materia Medica Störungen, die entstehen und auftreten wie das Feuer, das zuerst schwach brennt und durch Nachlegen von Brennmaterial zunimmt. Daraus entstehen die aggravierenden Krankheiten, die sich ausbreiten – wie ein Krieg, der lange Zeit heftig im eigenen Land geführt wird und schließlich auf Nachbarregionen übergreift.

Den sich manifestierenden Aspekt kann man mit einem künstlichen See vergleichen, der beim Vorhandensein eines Abflusses schließlich austrocknet. Unter den ursächlichen Konditonen ist wie-

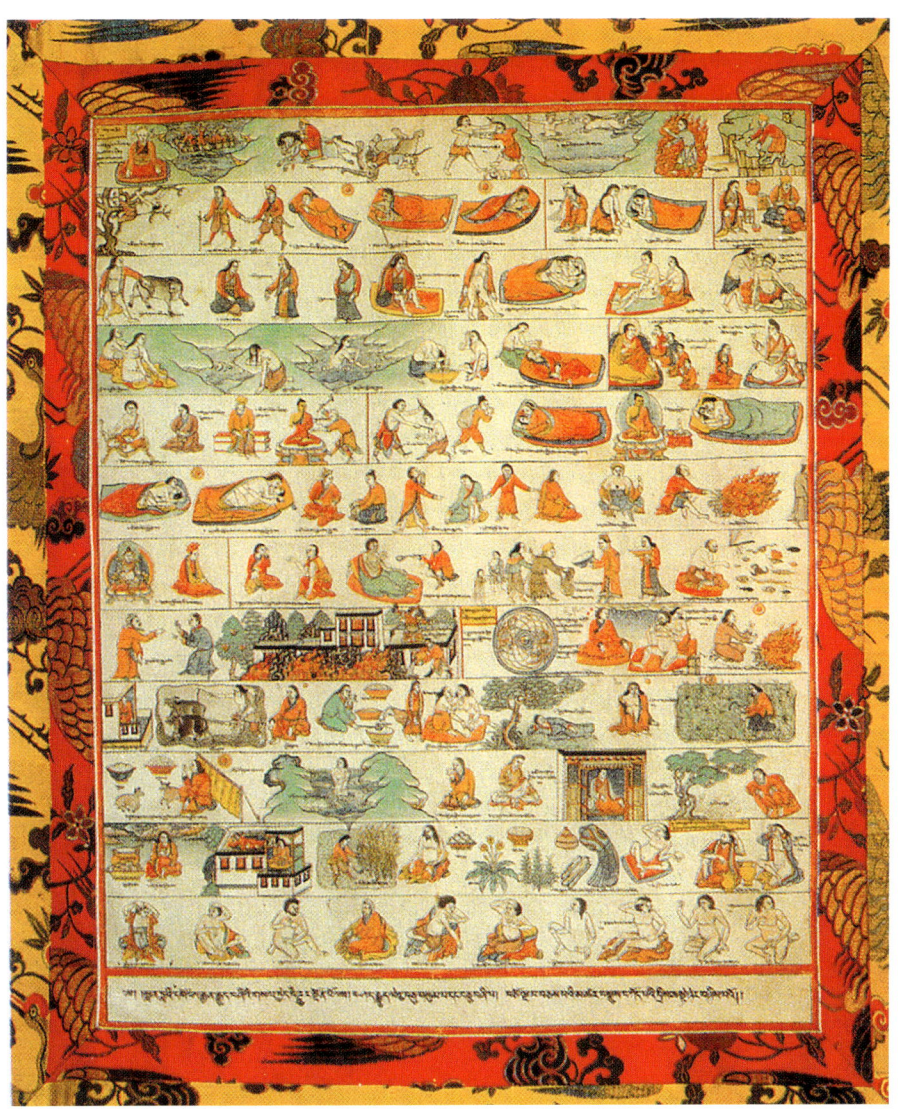

Das kausale Spektrum von Krankheiten (Rollbild)

derum zu trennen in klimatische Bedingungen, Malfunktion der Sinnesorgane und unangemessenes Verhalten. Klimatische Faktoren sind in der tibetischen Medizin die Hitze-, Regen- und Kältesaison. Zur Hitzezeit zählen Hochsommer und Herbst, die Regenzeit ist der Sommer, die Kältesaison der Winter.

Klimatische Veränderungen können eine Zu- oder eine Abnahme von Hitze oder Kälte bewirken, wenn z.B. die kalte Jahreszeit nicht mehr kalt ist, in der heißen Zeit die Hitze ausbleibt oder die Regen-

zeit nur wenig Regen bringt (Reduktion). Eine Kumulierung hingegen bringt zusätzliche Kälte in der kalten Jahreszeit, oder die Hitze-
saison ist extrem heiß bzw. in die Regensaison regnet es nahezu ohne Unterbrechung. Bei einem Ungleichgewicht ist es in der Hitze-
saison statt heiß kühl, in der kalten Zeit statt kalt warm, und in der
Regenperiode gibt es keinen Regen, aber Sonne und Wind. Diese
klimatischen Konsequenzen haben Einfluß auf die ursächlichen Faktoren.

> Eine Überanstrengung der fünf Sinnesorgane kann hervorgeru-
> fen werden durch unkorrekten oder mangelhaften Gebrauch der
> Organe. Zu einer Belastung der Organe kann es durch absolute
> Überbeanspruchung der Sinnesorgane kommen, beispielsweise
> der Augen durch übertriebenes Lesen, zu nahes Sitzen vor dem
> Fernsehapparat oder zuviel grelles Sonnenlicht. Zu laute Musik
> nahe am Ohr schadet diesem natürlich, und penetranter, ab-
> stoßender Geruch ist z.B. nichts für die Nase.

Bleibt festzuhalten, daß eine Zunahme, eine Reduktion oder eine ir-
reguläre Funktion der drei Kategorien Einfluß entfaltet in der kausalen Krankheitsursache.

Körper,
Rede, Geist

Die tibetische Medizin versteht unter Verhalten das »Benehmen«
von Körper, Rede und Geist. Unterbeanspruchung der verschiedenen
Verhaltensaspekte hat eine Reduktion, sehr starke Benutzung eine
Zunahme und inadäquater Gebrauch eine Irregularität zur Folge.
Wenn also z.B. der Körper zuwenig aktiv ist, wird er steif und unresi-
stent. Übermäßige geistige Belastung hingegen resultiert etwa aus zu
vielen belastenden Gedanken, und in bezug auf die Rede ist nicht en-
den wollendes Palavern sicher übertrieben.

Zu den wechselseitigen Kategorien gehören das bewußte Blockie-
ren oder auch Forcieren von Urin und Stuhl, Gähnen und Rülpsen,
das Tragen überschwerer Lasten, das Verrenkungen oder Verstau-
chungen hervorruft, Töten, Stehlen, Vergewaltigen, Lügen, Neid,
agressives Verhalten, barsche Ausdrucksweise sowie die Absicht, anderen Schaden zuzufügen.

Aktionen und Reaktionen im Zusammenhang mit diesen Kategorien haben unweigerlich Einfluß auf die kausalen Aspekte. Wenn die
genannten Faktoren von ihren negativen Seiten getrennt sind und
sich in ausgewogenem Zustand befinden, sei es in bezug auf das Verhalten oder in irgendeiner anderen Hinsicht, so ist dies eine der essentiellen Methoden, um mit sich und anderen in Harmonie zu leben.

Die zweite Gruppe im kausalen ätiologischen Spektrum, die aggravierenden Störungen, werden wiederum dreifach unterteilt, und

zwar in die Kategorien Kumulierung, Manifestation und Pazifizierung der Energien.

In der ersten Kategorie wird vom Wind ausgegangen. In seiner humoralen Konstellation wird wieder unterschieden, was die kausalen Aspekte auslösen bzw. fördern kann. Es sind dies die Ernährung, die Medikation, die klimatischen bzw. saisonalen Gegebenheiten sowie die sechs verschiedenen Qualitäten des *Lung* (rauh, leicht, kühl, schmal, hart und mobil). Wenn die Ernährung und eine etwaige Medikation den Qualitäten des *Lung* entsprechen, so resultiert daraus eine Zunahme des *Lung*. Ist die Potenz jedoch warm, so verschlimmert sich die humorale Disharmonie latent und kann sich auf die Knochen auswirken, da sich der Sitz des *Lung* in den Gelenken befindet.

Wenn z.B. die Qualität rauh des *Lung* mit der Potenz rauh der Nahrungsmittel korrespondiert, hat dies eine *Lung*-Zunahme zur Folge; ist die Potenz warm, hat dies eine kontraproduktive Wirkung und somit einen negativen Effekt. Herrscht hingegen die kühle Potenz vor, so manifestiert sich dies in einer fortschreitenden, offenen Störung. Bei Vorherrschen der gegensätzlichen Potenzen ölig, warm, schwer, weich und immobil in der Nahrung und in der medikamentösen Therapie wird das exzessive *Lung*-Volumen herabgesetzt.

Die Ursachen für die Zunahme des Humoralsaftes *Tripa* können in der Ernährung und auch der Medikation liegen. Die Qualitäten der *Tripa* sind wie folgt: ölig, scharf, leicht, heiß, penetrant riechend, flüssig und feucht. Wenn bei der Ernährung oder der Medikation die kühle Potenz dominiert, so hat dies ein Ansteigen des Humoralsaftes *Tripa* zur Folge. Der *Tripa*-Sitz befindet sich im Schweiß und im Blut. Jedoch resultiert dieses Plus nicht in einer offenen, sondern in einer latenten Zunahme aufgrund der Kühle, d.h. der Gipfel wird nur langsam erreicht.

Falls die Ernährung und die medikamentöse Behandlung den *Tripa*-Qualitäten angemessen ist, die Potenz der Hitze aber ebenfalls existiert, manifestiert sich dies in einem deutlichen Ungleichgewicht aufgrund einer zu starken Erhöhung der Essenz *Tripa*. Bei einer Ernährung und Medikation mit den Potenzen trocken, stumpf, bleich, schwer und kühl ergibt sich ein Rückgang der *Tripa*-Diskrepanz.

Die ätiologische Ursache der *Begen*-Aggravierung liegt gleichfalls primär in der Ernährung und Medikation. Die *Begen*-Qualitäten setzen sich zusammen aus ölig, kühl, schwer, stumpf, weich, immobil und klebrig. Bei einer Nahrung und Medikation mit den Potenzen ölig, kühl, schwer, stumpf, weich, immobil und klebrig verursacht vor allem die kühle Potenz eine Kumulierung der *Begen*-Energie. Die Kühle vermindert aber gleichzeitig auch ein offenes Ausbrechen der Krankheit.

Kumulierung, Manifestation, Pazifizierung

kontraproduktive Wirkung

Tripa-Sitz

Wenn sich *Begen* angesammelt hat, die Nahrungs- und Medikationspotenzen aber der *Begen*-Qualität entsprechen, jedoch statt der kühlen die warme Potenz existiert, so provoziert die Wärme einen weiteren Anstieg der *Begen*-Essenz, d.h. die Kumulation tritt nun offen hervor. Die Wärme öffnet gleichsam das geschlossene Tor, die **gelöste Blockade** Blockade wird gelöst. In diesem Stadium sollten, um die Disharmonie auszugleichen, eine Ernährung und Medikation mit den Potenzen rauh, leicht, bleich, scharf und mobil vorherrschen. So wird der *Begen*-Exzeß abgebaut.

Anhäufung, Verschlimmerung, Reduzierung Die sich manifestierenden Charakteristika zerfallen in die drei Untergruppen anhäufend, verschlimmernd und reduzierend. Wie schon dargelegt, sind Faktoren wie falsche Ernährung, fehlerhaftes körperliches oder seelisches Verhalten, klimatische Einflüsse sowie inadäquate Aufenthaltsorte in der tibetischen Schulmedizin ätiologisch verantwortlich.

> **!** Aufgrund der genannten Störungen existiert ein Ungleichgewicht
> der Lebensessenzen. Es kommt zu Unverträglichkeit der Poten
> **●** zen von Nahrung und Medikation mit den Qualitäten des je nach
> Fall betroffenen Humoralsaftes. Mehr Aufmerksamkeit im Um
> gang mit unserem Körper, seinem gesamten Umfeld und dem da
> mit zusammenhängenden Spektrum sind also unbedingt von
> nöten!

Ein Beispiel zur ersten Kategorie der Kumulierung: Im Stadium eines Ungleichgewichtes des Humoralsaftes *Lung* entsteht ein alimentäres Bedürfnis nach den öligen und schweren Potenzen, die diesen Status des *Lung* noch zusätzlich negativ unterstützen. Ähnlich verhält es sich mit *Tripa*; wenn die *Tripa*-Energie unbalanciert ist, äußert sich dies in einem unbewußten Drang nach kühlen und stumpfen Potenzen in der Ernährung, also den gegenteiligen, in diesem Fall schädlichen Potenzen für *Tripa*.

Als weiteres Charakteristikum, und zwar infolge einer Disharmonie des *Begen*, signalisiert der Organismus das Verlangen nach den alimentären leichten und rauhen Potenzen, was sich in einer Anhäufung der *Begen*-Energie manifestiert. Die Potenzen leicht und rauh sind mit den *Begen*-Qualitäten schwer und weich inkompatibel und erzeugen deshalb diese spezifische Reaktion.

Zur zweiten Kategorie der Charakteristika in der tibetischen Materia Medica: Nachdem sich die Störung »gestaut« hat, wird sie, wie vorhin erklärt, durch externe und interne Einflüsse wie Ernährung, Jahreszeit, Aufenthaltsort und Verhalten so beeinflußt, daß es zur Manifestation und Expansion der Krankheit kommt, d.h. die Erkrankung verläßt u.a. ihre vorherige Lokalisation im Körper. Dies zeigt sich in Schmerz und Beschwerden und manifestiert sich für den tibetischen Arzt im Puls sowie im Urin. in Puls und Urin

Zur dritten Kategorie, den pazifizierenden (»befriedenden«) Merkmalen in der tibetischen Pathologie: Im Stadium des manifesten Ungleichgewichts sind spezifische Maßnahmen indiziert, um die Diskrepanz der Energien zu vermindern. Die Maßnahmen sind ausgewogene Ernährung, richtiges Verhalten, angemessene Medikation, Berücksichtigung von Jahreszeit und Klima sowie adäquate Wahl des Aufenthaltsortes. Auf diese Art läßt sich eine ausgeprägte Imbalance verringern; die Heilung wird gefördert.

Saisonal bedingte Ätiologie

Humoralsaft	Akkum.-Saison	Akkum.-Potenz	Block.-Potenz	Manif.-Saison	Manif.-Potenz	Pazifiz.-Saison	Pazifiz.-Potenz
Lung	Vorsommer Tibet. 4./5.Mt	rauh, leicht bleich, mobil	warm	Sommer 6./7.Mt	kalt	Herbst 8./9. Mt	ölig, warm
Tripa	Sommer 6./7. Mt	scharf, heiß ölig	kühl	Herbst 8./9. Mt	ölig, warm scharf	Vorwinter 10./11. Mt	kühl, stumpf
Begen	Winter 12./1. Mt	schwer, ölig kühl, stumpf	kalt	Frühling 2./3. Mt	warm	Vorsommer 4./5. Mt	leicht, rauh

Die dritte Hauptgruppe in der Pathogenese bilden die Auswirkungen der Jahreszeiten Frühling, Sommer, Herbst und Winter. Von der *Lung*-Energie ausgehend, sind speziell Vorsommer, Sommer und Herbst verantwortlich für eine Kumulierung, Manifestation bzw. Pazifizierung von *Lung*. Sommer, Herbst und Winter sind in dieser Hinsicht assoziiert mit dem Humoralsaft *Tripa*. Die Lebensessenz *Begen* ist verknüpft mit dem späten Winter, dem Frühling und dem Vorsommer (immer tibetische Jahreszeiten!), die eine Akkumulierung/Manifestation/Pazifizierung hervorrufen können.

Zuerst zur saisonal bedingten Anhäufung von *Lung*. Die genaue Unterscheidung der verschiedenen Jahreszeiten ist in der tibetischen Medizinwissenschaft ganz wichtig. Beispielsweise wird die Übergangszeit vom Frühling auf den Sommer als Vorsommer definiert. Das ist die Periode, in der sich die Sonne gegen Norden dreht; deren Potenzen heiß, scharf und rauh dominieren die lunaren Potenzen lunare Potenzen wie kühl und ölig, d.h. letztere nehmen in ihrem Effekt ab. Ebenso verhält es sich mit den Potenzen von Erde und Wasser; sie werden geschwächt.

Die Qualitäten des Aufenthaltsortes korrespondieren also mit denen des *Lung*, da die Potenzen leicht und rauh vorherrschen. Aufgrund dieser externen Konditionen wandelt sich der physische Zustand ähnlich dem des *Lung*. Der Geschmack ist bitter, scharf und adstringierend, die Potenzen sind leicht und rauh etc. Werden Ernährung, Medikation und Verhalten den *Lung*-Qualitäten angepaßt, hat dies unweigerlich einen Anstieg von *Lung* zur Konsequenz. Dies ist so, weil die diversen Konstellationen von Nahrung, Medikation, Verhalten und Wohnort mit leicht und rauh zur Folge haben, daß die solare Hitze diese Potenzen blockiert, und so ist nur eine Kumulierung, nicht aber eine Manifestation der *Lung*-Störung möglich. Im Stadium der Anhäufung provozieren im Sommer die Kühle des Regens und Windes eine Manifestation der Krankheit.

Im Herbst – nach der Sommerhitze, aber vor der Winterkälte – wird durch die Herbstqualitäten der Öligkeit und Wärme etc., die sich gegensätzlich zur *Lung*-Qualität verhalten, ein Ausgleich der *Lung* Imbalance erzielt.

Betrachten wir nun die drei Kategorien in bezug auf die *Tripa*-Essenz, zunächst die jahreszeitlich bedingte *Tripa*-Akkumulation. Der Sommer hat bezüglich Klima und Aufenthaltsort die Qualitäten von ölig und scharf, und demzufolge wandelt sich die physische Konsistenz in die Charakteristika von *Tripa*, bekommt also ein *Tripa*-Naturell. Der Geschmack ist heiß und sauer, die Qualitäten sind heiß und scharf usw. Wenn diese Faktoren mit der Ernährung, dem Verhalten von leicht, scharf und ölig, der Medikation, der körperlichen Beschaffenheit und der spezifischen Jahreszeit zusammentreffen, ruft diese Konstellation eine Akkumulierung der *Tripa*-Energie hervor. Die Kühle von Regen und Wind blockiert jedoch die Manifestation der *Tripa*-Diskrepanz.

Kühle von Regen und Wind

Die akkumulierte *Tripa* manifestiert sich speziell im Herbst aufgrund der besonderen Herbstqualitäten ölig, warm und scharf etc. (zweite Kategorie der Manifestation). Im Vorwinter kommt es infolge der Dominanz der Potenzen kühl und stumpf zur Pazifizierung von *Tripa* aufgrund der gegensätzlichen Eigenschaften in bezug auf die *Tripa*-Qualitäten (dritte Kategorie).

Begen-Qualitäten

Die *Begen*-Akkumulierung im Spätwinter wird begünstigt durch die Qualitäten kühl, schwer, stumpf, ölig etc. Die Umwelt und die Jahreszeit transformieren sich ins *Begen*-Naturell. Die physische Konstitution hat die *Begen*-Charakteristik. Der Geschmack ist süß, die Potenz kühl und ölig usw., entspricht also den *Begen*-Qualitäten. Das

Verhalten wird verändert in schwer und ölig. Wenn all diese Faktoren zusammentreffen – die Ernährung, das Verhalten von schwer und ölig, die physische Konsistenz, der Aufenthalt sowie die spezifische Jahreszeit –, so resultiert daraus eine Anreicherung von *Begen*. Die Kühle des Spätwinters verhindert eine Manifestation, erzeugt jedoch einen Anstieg.

Die zweite *Begen*-Subkategorie ist die Manifestation. Dieses Stadium ist assoziiert mit dem Frühling. Die Wärme der Sonne fördert die Manifestation des akkumulierten *Begen*. Die dritte Untergruppe des *Begen* ist die Pazifikation. Diese Periode ist insbesondere der Vorsommer, denn die qualitative Konstellation von leicht und rauh etc. ist inkompatibel mit den *Begen*-Qualitäten und »befriedet« deshalb das *Begen*-Ungleichgewicht.

> Neben den saisonal und kosmo-physisch bedingten Krankheitsursachen existiert aber auch die Pathogenese, die unabhängig von der Jahreszeit eine Akkumulation/Manifestation/Pazifikation bewirken kann. Ein Beispiel: Genuß von starkem, konzentriertem Tee, Ziegenfleisch, Gemüse wie z.B. Löwenzahn; die rauhen und leichten Potenzen der Nahrung und des Getränks führen zu einem Anstieg von *Lung*, die Wärme verhindert jedoch gleichzeitig ein Ausbrechen der Störung. Der Geruch von Kampfer mit seiner kühlen Potenz beispielsweise provoziert hingegen umgehend die Manifestation der Krankheit. Fleischsauce und Wein mit ihren öligen und schweren Potenzen wiederum beseitigen aufgrund ihrer Qualitäten das dynamische Ungleichgewicht. Bezüglich der Humoralsäfte *Begen* und *Tripa* gelten dieselben Regeln in der spezifischen Kumulierungs- bzw. Manifestierungs- bzw. Pazifizierungskonstellation.

Die letzte dritte Hauptgruppe im ätiologischen Spektrum bilden die auslösenden Aspekte. Hier wird in zwei Subkategorien unterteilt, die generellen und die spezifischen Aspekte. Unter ersteren subsumiert man den saisonal-klimatischen Aspekt sowie den der kausal-dämonischen Faktoren, Intoxikationen und *Karma*-Konstellationen bzw. »Altlasten«. Bei den spezifischen Aspekten ist zu differenzieren zwischen den hauptsächlichen Humoralsäften *Lung*, *Tripa* und *Begen*.

generell und spezifisch

Auslösende Faktoren für *Lung*-Disharmonie und Krankheitsmanifestation kann die Dominanz der Qualität bitter in der Ernährung oder in medikamentösen Therapiemaßnahmen sein. Das verstärkte Vorkommen der Potenzen rauh, leicht, mobil, schmal, hart und kühl im Speiseplan kann ebenso wie das Verhalten den gleichen Effekt hervorrufen.

**störungs-
auslösende
Faktoren**

Als weitere störungsauslösende Faktoren sind hier zu nennen übermäßige sexuelle Aktivität, psychisch-physische Überanstrengung, unregelmäßige und ungenügende Ernährung über längere Zeit hinweg, chronischer Schlafmangel, mit leerem Magen einhergehendes endloses Reden, exzessive körperliche Tätigkeit bei fehlender Nahrungsaufnahme, wiederholter Blutverlust durch Blutabnahme oder starke Menstruation, heftiges Erbrechen oder Diarrhö, durchdringende Gerüche, Anwendung von kühlen Aromen wie z.B. Kampfer, Weinkrampf bis hin zur Erschöpfung, extrem kopflastige Arbeiten, Sorgen und Kummer, ausschließlicher Genuß unreifer, nährstoffarmer Speisen über einen längeren Zeitraum, Blockierung oder Forcierung menschlicher Ausscheidungen wie Urin, Stuhl, Nasensekret (Niesen) oder Auswurf (Husten).

**Cayenne-
Pfeffer**

Auslöser für *Tripa*-Fehlfunktionen können sein: übermäßige Zufuhr von Cayenne- oder schwarzem Pfeffer mit ihren scharfen Qualitäten, konzentrierter Wein, alte Butter, Butter aus Getreide u.ä. mit heißer, scharfer und öliger Potenz, außergewöhnlich stark ausgeprägter Neid bzw. Ehrgeiz, Schlaf zur heißen Tageszeit, plötzliche ungewohnte und exzessive körperliche Betätigung, längeres Tragen übergroßer Gegenstände, Bearbeiten von z.B. extrem hartem Boden, unvernünftige Beanspruchung an Fitneßgeräten, Sportarten wie Pfeilschießen mit extrem fest gespanntem Bogen, Ringen, langer Aufenthalt in sehr heißer Sonne, Sturz vom Pferd, Fahrrad, Auto usw., Fall über steile Abhänge, Verschüttung, Mißhandlung mit harten Gegenständen wie Holz oder Stein, Verzehr von viel nicht durchgebratenem Fleisch, exzessiver Konsum von Rohzucker, Alkohol etc., zu intensiver Genuß scharfer und warmer Potenz bei Nahrung und Getränken. Das dynamische Ungleichgewicht des Humoralsaftes *Tripa* führt zu Hitzekrankheiten.

**Unter-
kühlung**

Für *Begen*-Imbalancen sind folgende Konditionen verantwortlich: in der Ernährung dominierende Geschmackscharakteristika wie bitter (Löwenzahn), süßlich (Milchprodukte), schwer, kühl, ölig und immobil, passives Verhalten nach schwerer Mahlzeit, Siesta, langes Verweilen auf feuchten oder nassen Unterlagen bzw. Plätzen, im Winter Aufenthalt in kaltem Wasser, Unterkühlung aufgrund zu leichter Kleidung in der kalten Jahreszeit, länger andauernder Genuß von ungetrocknetem, frisch geerntetem Weizen (dasselbe gilt für Bohnen), Verzehr von Speiseresten oder lange gelagerten Speisen, von Fleisch der Ziege und des Yakkalbs, von schon lange eingelagertem Fleisch, tierischem und pflanzlichem Fett aller Art wie Knochenmark oder Getreidefett, fauligen Speisen oder Getränken, altem Gemüse, wildem Knoblauch, angebrannten oder nicht durchgekochten Speisen, roher Ziegenmilch, nicht zum Verzehr geeignetem Joghurt, alter

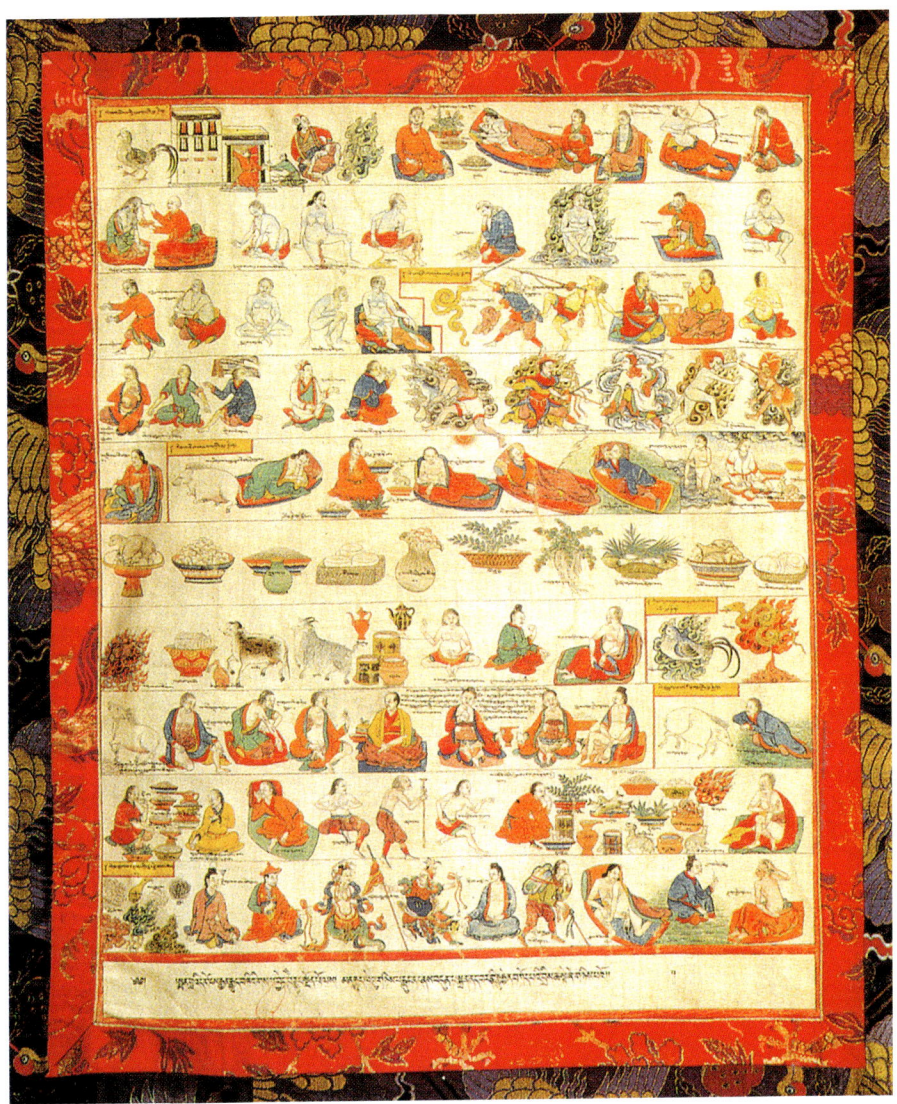

Molke, weiterhin der regelmäßige Konsum eiskalter Getränke, übergroße Essens- und Getränkemengen u.a.m. Beim Vorliegen von dualen oder polytypischen Störungen sind die dementsprechenden kausalen Spektren gleichzeitig vorhanden.

Tibetische Verhaltensregeln (Rollbild)

Geheimnisse der tibetischen Pulsdiagnose

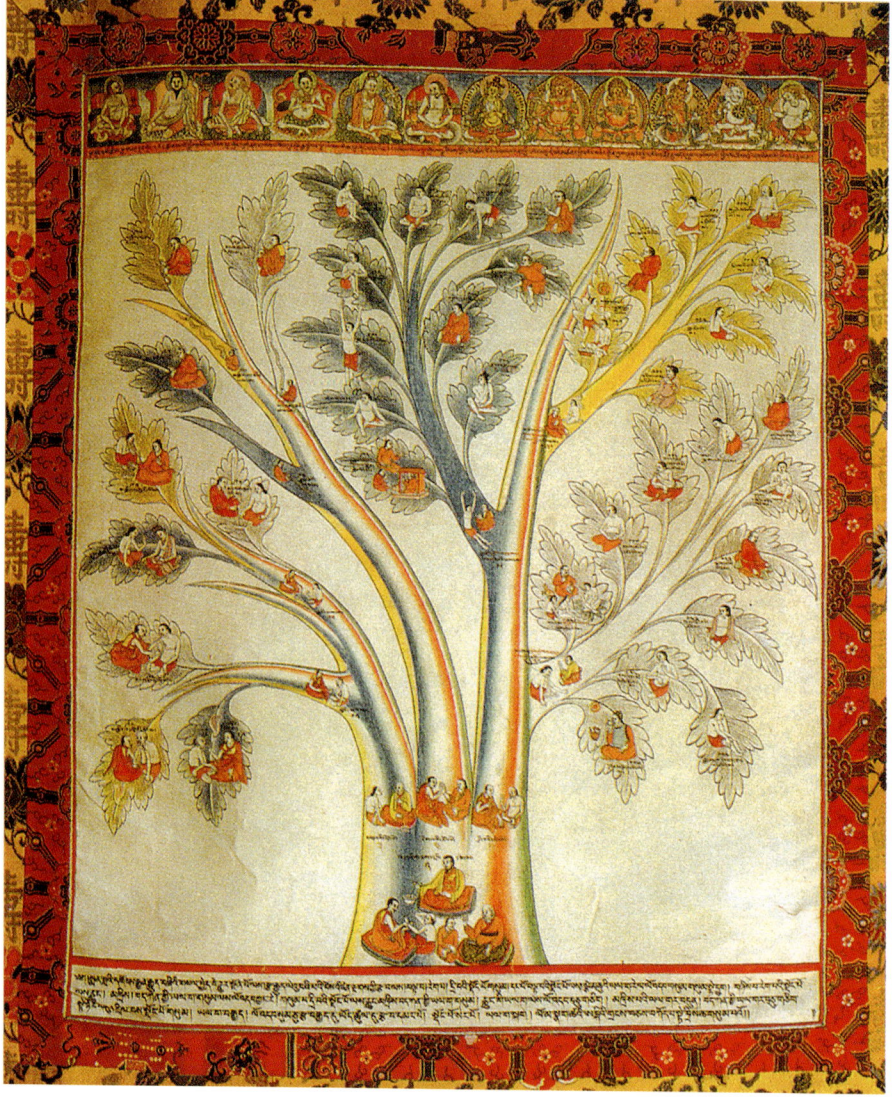

Die verschiedenen Methoden der tibetischen Diagnostik (Rollbild)

Der Leser muß sich im klaren darüber sein, daß er diese schwierige Technik durch Lesen allein nicht erlernen kann. Unter allen diagnostischen Methoden ist es wohl die Pulsdiagnose, der sowohl Mediziner als auch Laien das größte Interesse entgegenbringen. Diese Technik – eine der Hauptsäulen in der tibetischen Diagnostiklehre – sieht sehr einfach aus, erfordert jedoch ein langes Studium, großes Geschick und langjährige Praxis.

In der tibetischen Medizin sind über 1200 Möglichkeiten der Diagnostik bekannt, die in die drei Hauptkategorien Befühlen, Besehen und Befragen unterteilt werden. Gemäß *Gyü-shi* dient die Befragung als allererstes Instrument – noch vor der Pulsdiagnose.

1200 Möglichkeiten

! Es ist wichtig, den Puls des Patienten nicht sofort und nicht zu früh zu fühlen. Auch soll keine der tibetischen Heilkunst unkundige Person diese Wissenschaft ausüben, denn das Leben ist das höchste Gut; mit ihm darf nicht leichtfertig umgegangen werden.

Der Puls dient als zuverlässiger »Bote« zwischen Arzt und Patient. Er übermittelt dank Blutzirkulation und Mobilität des Humoralsaftes *Lung* genaue Daten zur Identifizierung der Krankheit. Der Puls ist eng assoziiert mit dem Herzen, von dem die Aorten ausgehen. Zu differenzieren ist zwischen den Vorbereitungen zur Pulsabnahme und der Pulsanalyse mit den verschiedenen Pulstypen und Stadien.

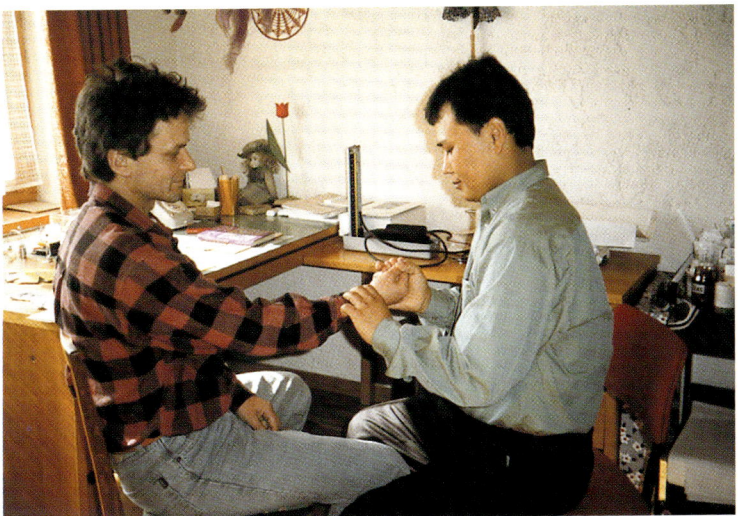

Dr. Amipa und Patient bei der Pulsdiagnose

Bei den Vorbereitungen zum Ertasten des Pulses gilt es, fünf Punkte zu beachten:
- die richtige Ernährung sowie das adäquate geistig-körperliche Verhalten,
- den Zeitpunkt der Pulsanalyse,
- die genaue Stelle der Pulsabnahme,
- den exakten Grad des ausgeübten Druckes,
- die Interpretation der Analyse.

Bei der Pulsanalyse mit den verschiedenen Pulstypen und Stadien sind acht Punkte abzugrenzen:
- die diversen Pulstypen,
- die saisonalen Pulse,
- die außerordentlichen Pulse,
- der Puls bei Gesundheit und Krankheit,
- die Identifikation der Pulspalpitation,
- der Todespuls,
- der Dämonenpuls,
- der Seelenpuls.

Die Vorbereitungen zur Pulsabnahme

Richtige Ernährung und adäquates geistig-körperliches Verhalten

Die im Folgenden genannten Richtlinien bezüglich der Ernährung sollen in der Woche vor dem Termin beim Arzt eingehalten werden, falls dies nicht möglich ist, wenigstens noch an den drei vorausgehenden Tagen, mindestens aber in den 24 Stunden vorher. Bei der Diagnostik der außerordentlichen Pulse ist dies auf jeden Fall notwendig, unabhängig vom Zustand des Patienten. Der Patient sollte also auf Fleisch und Alkohol, d.h. auf schwere Nahrungsmittel und solche mit warmer Potenz, verzichten, speziell auch auf Schweine- und Ziegenfleisch, die die kühle Potenz in sich tragen. Zu meiden sind ferner alte, schlecht riechende, rohe und lange gelagerte Speisen und Getränke, zu kurz gebrühter und zu starker Tee. Auch bei ausgewogener Ernährung ist darauf zu achten, daß weder Völle- noch Hungergefühl auftritt.

ernährungs-mäßige Vorbereitung

Bei einem angemessenen geistigen und körperlichen Verhalten ist es wichtig, daß sich der Patient nicht zu lange an sehr sonnigen und warmen Plätzen aufhält. Solarien und Saunas sind zu meiden. Der

Patient darf einen Tag vor dem Arztbesuch auch keinen Beischlaf ausüben. Wichtig ist ausreichender Schlaf. Übergroße physische Aktivitäten und zu viele sorgenvolle Gedanken sind nicht empfehlenswert. Auch zu langes Sitzen darf nicht sein. Bei Pharmakaeinnahme ist es vorteilhaft, die Dosis zu reduzieren. Doch falls der Patient auf die Medikamente angewiesen ist, wird er sie selbstverständlich weiterhin einnehmen. Stets muß der Arzt jedoch darauf hingewiesen werden.

viel Schlaf

Eine ausgewogene Balance in der Ernährung und im Verhalten trägt dazu bei, daß sich der Puls, der durch eine Krankheit eventuell schon beeinflußt ist, nicht noch mehr verändert und eine akkurate Analyse der Störung der Humoralsäfte *Lung, Tripa* und *Begen* möglich ist. Leider verhält es sich heutzutage oft so, daß der Puls unvorbereitet abgenommen werden muß. Auch ist der Patient aufgrund externer Umstände nicht immer in der Lage, sich entsprechend vorzubereiten. Darum darf der Puls nicht sofort nach Eintreffen des Patienten in der Praxis ertastet werden. Arzt wie Patient sollten genügend Zeit haben, sich mental darauf vorzubereiten. Vielfach ist der Patient noch außer Atem oder nervös; daher sollte es ihm möglich sein, sich zu beruhigen und kurz auszuruhen, sich wieder zu stabilisieren.

Nicht minder wichtig ist: Der Patient darf weder zu warm noch zu leicht bekleidet sein; auch dies verändert das Pulsnaturell, da Wärme oder Kälte entsprechenden Einfluß ausübt. Der Körper sollte nicht durch Schmuckstücke eingeengt werden, etwa eine zu eng angelegte Armbanduhr oder Halsketten oder auch Lederbänder an den Gelenken bzw. Oberarmen; dies verfälscht die Pulsdiagnose nämlich genauso, da die Blutzirkulation behindert wird.

enge Armbanduhr

Die alte tibetische Materia Medica besagt zudem: Der behandelnde Arzt achtet seinerseits darauf, daß er am Vortag keinen Alkohol trinkt, keine extremen körperlichen Aktivitäten ausübt und ausgeschlafen ist. Der Mediziner soll darüber hinaus unbelastet sein von Kummer und Krankheiten. Es ist äußerst wichtig für den Arzt, Sorge für seine Gesundheit zu tragen, weil dies seinen Patienten zugute kommt. Der Behandelnde soll übrigens ebenso wie der Patient kein übersteigertes Liebesleben führen.

Gesundheit des Arztes

Der Zeitpunkt der Pulsanalyse

Der ideale Zeitpunkt zum Abnehmen des Pulses ist frühmorgens, bevor die Sonnenstrahlen den Boden erreichen, es aber schon hell genug ist, um die Linien auf der Handinnenfläche zu erkennen. Im Körper existieren die drei Energiekanäle *Rhoma*, *Ghangma* und *Uma*. Sie werden von Sonne und Mond beeinflußt. Der *Ghangma*-Kanal steht unter dem Einfluß des lunaren Systems mit den kosmo-physischen Elementen Erde und Wasser, der *Rhoma*-Kanal unter dem der solaren Konstellation mit ihrem kosmo-physischen Element Feuer, der *Uma*-Kanal unter dem der sogenannten neutralen Energie mit dem räumlichen kosmo-physischen Element.

Während der Nacht ist die Beeinflussung durch den Mond intensiver als tagsüber, daher die Pulspalpitation schneller und heftiger. Aus genau diesem Grund ist der optimale Zeitpunkt zur Pulskontrolle der, an dem sich die zwei gegensätzlichen Potenzen in einem dynamischen Gleichgewicht befinden, also bei Sonnenaufgang, wenn die Handinnenfläche klar erkennbar ist.

gegensätzliche Potenzen im Gleichgewicht

In dieser Phase ist darauf zu achten, daß nicht zuviel warme Atemluft den Körper verläßt, weil übermäßig viel geredet wird. Der kühle Sauerstoff darf hingegen nicht allzu stark eingeatmet werden. Im Bett sollte sich der Patient zu dieser Zeit nicht heftig bewegen und keinerlei Speisen oder Getränke konsumieren. Die innere Wärme harmoniert zu jenem Zeitpunkt bestens mit der ausgeglichen fließenden Respiration – optimal für die Pulsmessung.

innere Wärme

Wo genau wird der Puls gefühlt?

Man ertastet den Puls am Handgelenk, an der Arteria radialis. Man geht vom oberen Teil des Daumens, d.h. von der oberen Nagelkante, zum Daumenknöchel am inneren Handgelenk und ab der ersten großen Hautfalte nach innen in Richtung zum Herzen. Hier legt der Arzt Zeige-, Mittel- und Ringfinger auf. Man spürt ein Knöchelchen, das als Lotse dient. Dort, an der Speichenschlagader, wird die Pulsdiagnose vorgenommen. Erfahrene Ärzte finden die Stelle auf Anhieb. Der Experte legt seine Finger in wohlbedachtem Abstand zueinander auf – weder gespreizt noch zu nahe beieinander. Außerdem befinden sich die Finger in gerader Linie zueinander; es ragt weder ein Finger heraus noch ist einer nach hinten versetzt, und die Finger liegen auch nicht übereinander. Die korrekte Fingerstellung ist ganz wesentlich.

richtige Fingerstellung

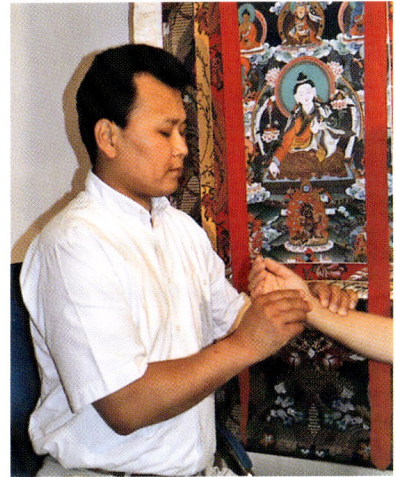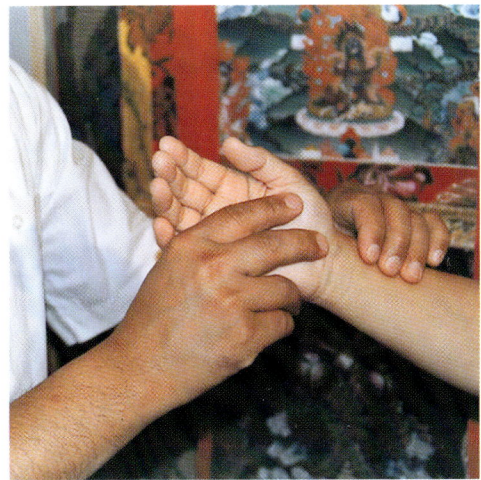

Weshalb wird genau diese Stelle zur Pulsabnahme herangezogen und nicht zum Beispiel die Aorten an Schläfe, Hals, Armen oder Beinen? Beim Pulsmessen an der Halsschlagader oder in der Achselhöhle verhielte es sich so, als ob man sich unterhalb eines Wasserfalls unterhalten wollte, wo man doch wegen des tosenden Wassers überhaupt nichts verstehen kann. Genau aus diesem Grund ist auch eine Ganzkörperdiagnose an diesen beiden Körperstellen unmöglich bzw. nur Herzkrankheiten ließen sich heraushören. Wird die Analyse zu weit weg vom Herzen vorgenommen, etwa an der Beinarterie, verändert sich die Akustik dermaßen, daß eine akkurate Interpretation wiederum unmöglich wird.

Die genaue Haltung der Finger beim Pulsmessen

Das Handgelenk aber ist bestens geeignet. Ruhig fließt das Blut dahin – wie ein Gebirgsfluß im Sommer. Trotz des Rauschens werden Störsignale nicht übertönt, sondern klar und deutlich vernommen. Eine genaue Analyse ist also möglich, und zwar nicht nur im Hinblick auf Koronarinsuffizienz.

Das Handgelenk ist ein empfindlicher Knotenpunkt, der laufend wertvolle Informationen über den Blutfluß im ganzen Körper erhält. Daher ist der Arzt in der Lage, eine derartige Störung zu lokalisieren – seien es Beschwerden in der Kopfregion, ein Ungleichgewicht des humoralen System (also von *Lung*, *Tripa* oder *Begen*) oder Fehlfunktionen in Brustkorb, Unterleib oder anderswo.

Knotenpunkt Handgelenk

Das Blut führt die Humoralsäfte *Lung*, *Tripa* und *Begen* mit sich, die eine duale Funktion erfüllen: Befinden sie sich im Gleichgewicht, so erhalten sie die Gesundheit. Bei einem Ungleichgewicht hingegen bringen sie Symptome bzw. Charakteristika der vorherrschenden Krankheit zum Ausdruck. Das Blut übermittelt dem Arzt bei der Pulsanalyse exakte Angaben zur vorherrschenden Störung.

die Finger-kuppen

Die Fingerkuppen des den Puls tastenden Arztes werden in linke und rechte Hälfte unterteilt. Links fühlt er die fünf Vitalorgane (sechs Pulse), rechts die sechs Hohlorgane (ebenfalls sechs Pulse). Die zwölf Pulse werden zusammen mit dem humoralen System von *Lung*, *Tripa* und *Begen* vom Arzt analysiert. Ein tibetischer Arzt vermag aufgrund seiner Kenntnissse und Erfahrungen die Aussagen der vielfältigen Pulse sowie der Humoralsäfte exakt zu differenzieren; es besteht keine Gefahr, daß hier etwas »vermischt« wird. Der tibetische Heilkundige ist gewissermaßen in der Lage, die am Strand anrollenden Meereswellen genau zu unterscheiden.

Die Hand des Arztes mit den Fingern, die die komplexen Daten der Organe erfühlen

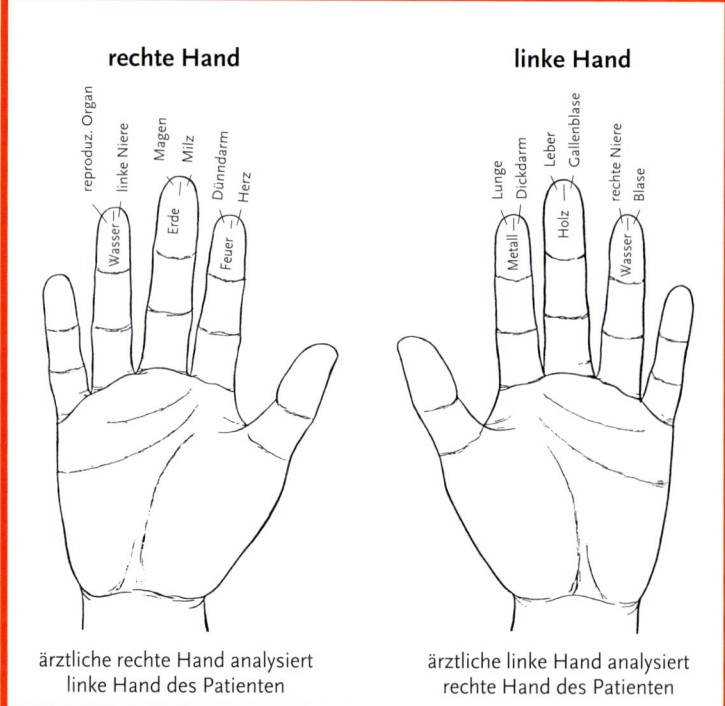

rechte Hand   linke Hand

reproduz. Organ — Wasser
linke Niere
Magen — Erde
Milz
Dünndarm — Feuer
Herz

Lunge — Metall
Dickdarm
Leber — Holz
Gallenblase
rechte Niere — Wasser
Blase

ärztliche rechte Hand analysiert
linke Hand des Patienten

ärztliche linke Hand analysiert
rechte Hand des Patienten

Beim Feststellen des Seelenpulses geht man allerdings ein wenig anders vor. Jetzt wird der Puls nicht am Handgelenk unterhalb des Daumens von der Arteria radialis abgenommen, sondern sozusagen spiegelverkehrt unterhalb des kleinen Fingers. Unter der ersten Hautfalte des Handgelenks befindet sich ein Knöchelchen. Dort, an der sogenannten Ellenschlagader, wird der Seelenpuls ertastet. Wichtig ist, daß der Patient sein Handgelenk weder beugt noch anwinkelt; es soll locker in der Hand des Arztes ruhen.

Seelenpuls

! Wenn Patienten bei schweren Krankheitsbildern Todesängste plagen, sammeln sich die kosmo-physischen Elemente im Körper an. Dies ist am Fußrücken an der Sprungbeinarterie ersichtlich. Diese Analyse ermöglicht also eine Abschätzung der verbleibenden Lebenszeit.

Bei der Pulsabnahme an der Halsschlagader ist es möglich, den Rumpf betreffende Störungen zu identifizieren (zum Beispiel Kropfkrankheiten). Der Leistenpuls reflektiert Fehlfunktionen des Unterkörpers. In der der Achselhöhle »spürt« der Arzt Erkrankungen des mittleren Körpers. Die Lebenserwartung wird an der Brustarterie »gemessen« – bei Männern an der linken, bei Frauen an der rechten Brust.

Leistenpuls

Pulsdiagnose nahe am Herzen ist zwar, wie erwähnt, nicht ideal; aber sie empfiehlt sich, wenn der Puls am Handgelenk nicht deutlich genug wahrnehmbar ist. Manchmal kann es auch nötig sein, den Puls nicht am inneren, sondern vielmehr am äußeren Handgelenk zu tasten, weil die Palpitationen innen zu schwach sind.

Wie stark darf der ausgeübte Druck sein?

Bei der Pulsdiagnostik liegt der Zeigefinger so auf dem Handgelenk, daß er sanft auf die Haut drückt. Mit dem Mittelfinger wird mäßig fest auf das Muskelgeweb gedrückt. Der Ringfinger schließlich übt starken Druck aus, so daß er den Knochen des Handgelenks fühlen kann. Die Fingerspitzen des Arztes müssen aber trotz des unterschiedlich starken Druckes, den sie ausüben, den Puls noch genau fühlen können.

unterschied- lich starker Druck

Weshalb dieser dreifach verschiedene Druck? Der Zeigefinger nimmt den äußersten Puls (Haut) wahr, der um einiges deutlicher spürbar ist als der unter dem Mittelfinger (Muskelgewebe), und dieser wiederum fühlt den Puls stärker als der Ringfinger (Knochen). Bei korpulenten Patienten muß der Druck individuell forciert werden, um die Pulsanalyse akkurat durchführen zu können. Auf die Konstitution des Patienten ist immer Rücksicht zu nehmen. Das Fühlen des Pulses muß stets einwandfrei gewährleistet sein. Der erfahrene Arzt weiß, wie bzw. wo der Druck zu verstärken oder zu vermindern ist.

Die Interpretation der Pulsanalyse

Für eine exakte Pulsdiagnose ist es unabdingbar, daß die Hände des Arztes nicht kalt, rauh, rissig, nicht verletzt oder mit Schwielen bedeckt sind. Vielmehr müssen sie weich, sensibel, flexibel und warm sein. Seine Hände sind für den Arzt das wichtigste Instrument bei dieser anspruchsvollen Technik.

Die tibetische Pulsologie fasziniert westliche Mediziner und Laien gleichermaßen, weil der tibetische Arzt ohne jegliche technische Hilfsmittel in der Lage ist, allein mit dieser Methode und seiner Intuition Diagnosen zu stellen. Pflege der Hände ist also, kurz gesagt, essentiell und nicht bloß unter kosmetisch-ästhetischen Aspekten wichtig.

Die Pulsologie wird an beiden Speichenschlagadern durchgeführt – bei Männern zuerst an der linken, bei Frauen zuerst an der rechten Hand; anschließend kommt jeweils die andere Hand an die Reihe. Der Puls wird so lange wie nötig gefühlt; in der Regel werden an beiden Händen 100 Pulsschläge registriert. Falls notwendig und zur Kontrolle rechts- oder linksseitiger Fehlfunktionen nimmt der Arzt die Analyse auch simultan an beiden Speichenschlagadern vor.

Auch an der Ellenschlagader (Seelenpuls) fühlt er für gewöhnlich je 100 Pulsschläge rechts und links. In diesem Fall »konsultiert« man bei einem Patienten anfangs wiederum die linke, bei einer Patientin hingegen die rechte Arterie. Hier ist es, um Störungen beidseitig zu eruieren, ebenfalls möglich, die Palpitationen beider Schlagadern gleichzeitig zu kontrollieren.

*100 Puls-
schläge*

Wenn der Arzt den linken Puls analysiert, benutzt er dazu seine rechte Hand, für den rechten Puls hingegen die linke Hand. Den sechs anzulegenden Fingern kommt jeweils eine ganz besondere Funktion zu. Eigentlich muß man sogar von zwölf »Abnahmepunkten« sprechen, da ja jede Fingerkuppe in eine linke und in eine rechte Hälfte unterteilt wird. Jede Sektion hat ihre spezifische Aufgabe.

Bei einem männlichen Patienten hat der Zeigefinger an der rechten Hand des Arztes die Aufgabe, die Vital- und Hohlorgane zu fühlen. Die rechte Seite der Fingerspitze identifiziert das Vitalorgan Herz, die linke Seite das Hohlorgan Dünndarm. Diese anatomische Region ist assoziiert mit dem kosmo-physischen Element Feuer. Der Mittelfinger des Arztes kontrolliert rechts das Vitalorgan Milz, links das Hohlorgan Magen. Dieser organische Sektor ist mit dem kosmo-physischen Element Erde verbunden. Der Ringfinger des Arztes erkundet mit der rechten Seite der Fingerspitze das Vitalorgan linke Niere, mit der linken Kuppe das Hohlorgan der reproduzierenden Organe. Dieses physische Gebiet trägt das kosmo-physische Element Wasser in sich.

Zeigefinger für Vital- und Hohlorgane

Als nächstes tastet der Arzt – immer noch bei einem Mann – den Puls der rechten Speichenschlagader. Dazu benutzt er seine linke Hand. Hier nun prüft der Zeigefinger mit seiner linken Spitze das Vitalorgan Lunge, die rechte Fingerspitze hingegen kontrolliert das Hohlorgan Dickdarm. Diese Organe sind assoziiert mit dem Element Eisen. Die linke Spitze des Mittelfingers interpretiert das Vitalorgan Leber, seine rechte Kuppe das Hohlorgan Gallenblase. Diese anatomischen Regionen tragen die Charakteristika des Elements Holz in sich. Beim Ringfinger hat die linke Spitze die Aufgabe, das Vitalorgan rechten Niere zu prüfen; die rechte Fingerspitze kontrolliert das Hohlorgan Harnblase. Diese Sektionen verbinden sich mit dem kosmo-physischen Element Wasser.

! Es versteht sich, daß diese sehr schwierige Technik exzellentes Können und hervorragendes Wissen voraussetzt, um auf diesem komplexen Gebiet nichts zu verwechseln oder zu vermischen. Nur dann ist eine exakte Pulsologie garantiert!.

Bei Patientinnen »liegen« die Funktionen der Zeigefinger spiegelverkehrt. Natürlich fragt man sich, warum das so ist? Weder sind bei der Frau Herz und Lunge anders gelagert als beim Mann noch weisen sie andere Form und Konsistenz auf. Die tibetische Humoralpathologie besagt jedoch, das Herz des Mannes bzw. seine Herzspitze weise nahezu unmerklich mehr nach links, das der Frau hingegen minimal nach rechts. Dies erklärt die Wechselfunktion des Zeigefingers.

In der alten tibetischen Medizinwissenschaft spielen auch die drei Hauptenergiekanäle eine wichtige Rolle. *Tsa Rhoma*, der rechte Energiekanal, und *Tsa Ghangma*, der linke Energiekanal, sind beim Mann wie bei der Frau an derselben Stelle lokalisiert und weisen insofern keine Unterschiede auf. Da der Mann jedoch dem Naturell »Methode« zugeordnet wird, weist seine Herzspitze leicht nach links; dort befinden sich mikrofeine Kanäle, durch die der Weg des Geistes

drei Hauptenergiekanäle

führt, der eng mit dem linken Energiekanal verbunden ist, welcher seinerseits mit der Wärme assoziiert ist. Die Frau hingegen wird der Natur »Weisheit« zugeordnet; durch ihre Herzspitze fließt der Geist, der eng mit dem rechten Energiekanal verknüpft ist, welcher wiederum mit der Kühle verbunden ist.

Ber-ngön   Dies alles ist verankert in unserer Fachliteratur des *Ber-ngön*, das von *Desi Sanghe Gyatso* in einem Kapitel der geheimen *Tantras* zusammengestellt wurde. *Desi Sanghe Gyatso* war ein berühmter Gelehrter und Minister zu Zeiten des 5. Dalai Lama im 16./17. Jahrhundert. Er ist Verfasser zahlreicher bedeutender Materia Medica.

Die Funktionen des Mittel- und Ringfingers bleiben für beide Geschlechter identisch.

spezifische Verbindungen   Im Folgenden soll nun näher eingegangen werden auf die spezifischen Verbindungen der genannten Vital- und Hohlorgane mit den ihnen nahestehenden kosmo-physischen Elementen. Diese Verbundenheit ist derart, daß die Elemente und die zugeordneten Organe zwar eigenständig sind, trotzdem aber voneinander abhängen.

■ Beim Vitalorgan Herz, das mit dem Geist assoziiert ist, findet sich das elementare Naturell des Raumes. Die Essenz des Raumes wiederum trägt den Einfluß des Feuers in sich. Das Feuer seinerseits hinterläßt die unverwertbaren Komponenten der Verdauung im Hohlorgan Dünndarm. Daher ist das Element Feuer mit den Organen Herz und Dünndarm verbunden.

■ Die Essenz des Elements Erde unterstützt die Milz. Das Hohlorgan Magen wiederum verkörpert den Behälter der unfiltrierten Komponente des Vitalorgans Milz, des Schleims. Auf diese Weise erfolgt die Verbindung der organischen zur elementaren Konstellation, in diesem Falle die Verknüpfung des Elements Erde mit den Organen Milz und Magen.

■ Die rechte Niere trägt hauptsächlich den Einfluß des Elements Wasser in sich. Die renalen Ausscheidungen wie der Urin befinden sich in der Blase. Aufgrund dessen ist die elementare Konstellation des Wassers verbunden mit den Organen rechte Niere und Harnblase.

■ Das Vitalorgan Lunge hat das Naturell des Eisens. Die Lunge ist jedoch aufgrund der Respiration auch vom Element Wind abhängig. Das Hohlorgan Dickdarm wiederum kumuliert den Wind und bewahrt daher die Endprodukte des Körpers auf. In diesem spezifischen Kontext sind die Charakteristika des Elements Eisen mit denen des Windes verbunden. Hier wird speziell das Eisen aus astrologischen Aspekten aufgeführt. Dies erklärt die Verbindung der Organe Lunge und Dickdarm mit dem Element Eisen.

■ Das Vitalorgan Leber hat die elementare Konstellation des Holzes. Die Gallenblase ist in der tibetischen Pathologie das Zentrum der physischen Hitze, und diese rührt von der Potenz des Elements Feuer her. Das Feuer wiederum ist vom Element Holz abhängig. Diese Ausführungen zeigen die Bindung der Organe Leber und Gallenblase untereinander sowie die mit dem Element Holz. Das reproduzierende Organ steht unter dem Einfluß aller Elemente, d.h. sie sammeln sich in diesem Organ. Dieser reproduzierende Teil des Körpers vereinigt in sich die Aufnahme transformierter und nicht transformierter Komponenten. Aufgrund der Nachbarschaft zum Vitalorgan linke Niere besteht eine Relation des Hohlorgans zur Niere.

> Hier ist anzumerken: Aufgrund dieser Ausführungen darf nicht davon ausgegangen werden, daß die erwähnten Organe keine Verbindungen zu den anderen Elementen haben. Selbstverständlich existieren solche, individuell unterschiedliche Verknüpfungen. Allerdings herrschen die erwähnten elementaren Konstellationen eindeutig vor.

Eine selten ausgeübte Alternative in der Identifikation der diversen Pulse besteht in der Analyse von Herz und Dünndarm am Daumenpuls. Dazu dient der äußere Teil des Daumens, dort wo sich der Daumenknöchel befindet. Diese Stelle wird nur ganz selten examiniert, da der Pulsschlag lediglich sehr schwach wahrnehmbar ist. Diese Variante der Pulsologie erfordert höchstes Geschick und extreme Intuition, um die Untersuchung positiv nutzen zu können. Dazu benutzt der Arzt stets den Zeigefinger. Beim Mann wird zuerst wieder die linke Hand geprüft, bei der Frau die rechte Hand. Der Arzt verwendet zu diesem Zweck abermals »spiegelverkehrt« bei einem Patienten seinen rechten, bei einer Patientin jedoch seinen linken Zeigefinger. **Daumenpuls**

Am äußeren Teil des ersten Zeigefingerknöchels kontrolliert der Arzt das Vitalorgan Lunge und das Hohlorgan Dickdarm. Am ersten Mittelfingerknöchel lassen sich das Vitalorgan Leber und das Hohlorgan Gallenblase identifizieren. Am äußeren Teil des Ringfingerknöchels »inspiziert« man das Vitalorgan Milz und das Hohlorgan Magen. Am kleinen Finger (äußere Seite, erster Knöchel) untersucht man das Vitalorgan rechte Niere und das Hohlorgan Harnblase. Das Hohlorgan des Reproduktionsapparats und das Vitalorgan linke Niere werden am kleinen Finger der rechten Hand (männlicher Patient) »abgenommen«.

> Im Unterschied zur konventionellen Methode wird hier immer vom Patienten ausgegangen, d.h. die spezifischen Positionen befinden sich an der Hand des Patienten und nicht an der des Arztes!

Die Pulsanalyse mit den verschiedenen Pulstypen und Stadien

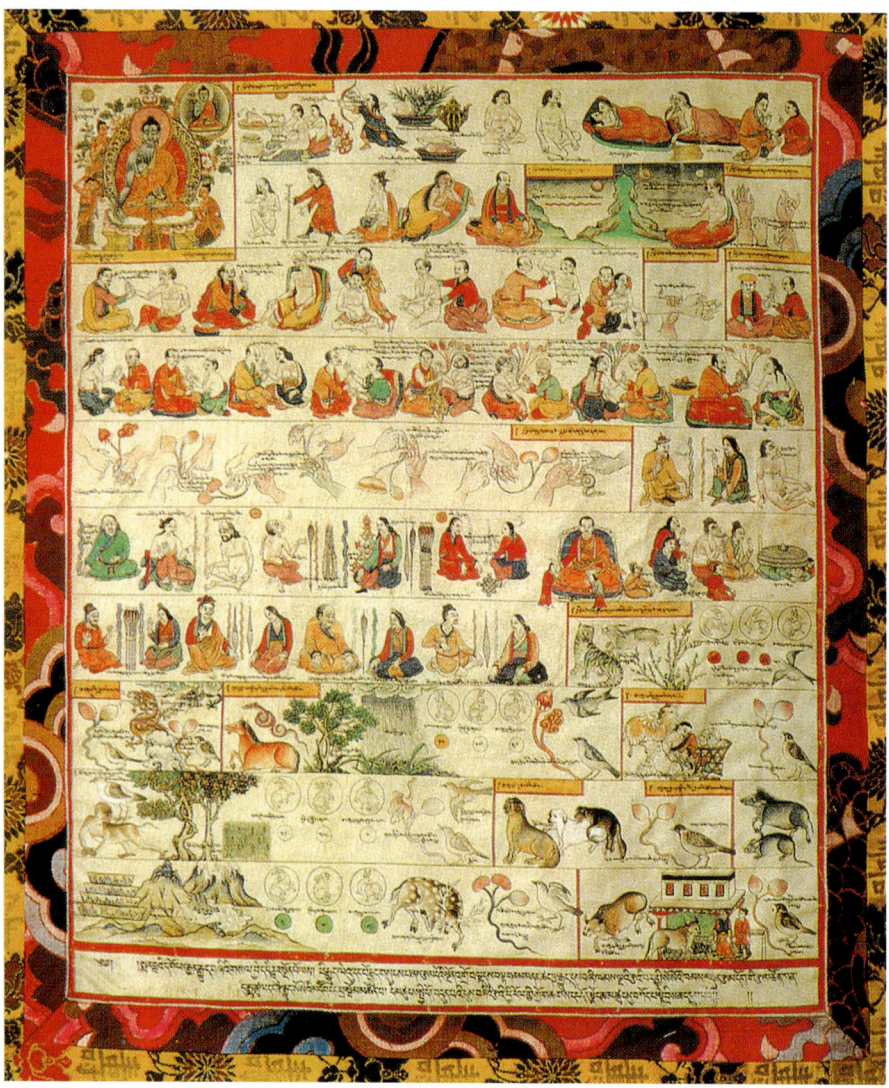

Die verschiedenen Stadien und Methoden der Pulsologie (Rollbild)

Die diversen Pulstypen

Bei dieser Klassifikation wird stets vom gesunden Zustand ausgegangen. In diesem Falle setzt sich der Puls aus der individuellen Konstellation der kosmo-physischen Elemente zusammen, die bei jedem

Menschen intern vorherrschen und differieren. Diese spezifische elementare Konstellation ist es, die uns beeinflußt – sei es die Ernährung (jeder hat Vorlieben für bestimmte Nahrungsmittel), die Art der Bekleidung oder auch das Freizeitverhalten. All diese Faktoren bestimmen die Struktur des konstitutionellen Pulses und sind wichtige Mosaiksteinchen in diesem komplexen System. Sie manifestieren sich ultimativ für den Arzt als ein bestimmter Pulstyp.

Alle Lebewesen gehören einer der drei folgenden Klassen an: dem Naturell der *Methode*, dem der *Weisheit* oder dem der *Methode und Weisheit*. Die dritte Form ist also ein Mischtyp. Aufgrund dieser Aspekte entsteht eine Klassifizierung der konstitutionellen Pulse in *männlich*, *weiblich* und *neutral* oder *Boddhisattva*. Schaut man sich die Charakteristika des einzelnen Typus an, ergeben sich folgende Merkmale: **drei Naturell-Klassen** **konstitutioneller Puls**

Konstitutioneller Puls	Charakteristika
männlich	dick und massig (ähnlich einer *Lung*-Disharmonie)
weiblich	dünn und straff (wie bei einer *Tripa*-Störung)
neutral oder *Boddhisattva*	weich, flexibel und kontinuierlich (gleicht einer *Begen*-Imbalance)

Wenn man dies von den Humoralsäften *Lung*, *Tripa* und *Begen* her betrachtet, ergeben sich drei Haupttypen, drei Mischtypen und ein Universaltyp, der alle Humoralsäfte in sich vereinigt: *Lung*, *Tripa*, *Begen*, *Lung/Tripa*, *Begen/Tripa*, *Begen/Lung*, *Lung/Tripa/Begen*. Zusätzlich existieren je nach dem Ausmaß der vorherrschenden Störung zahlreiche weitere Diversifizierungen der Humoraltypen.

Innerhalb der Pulstypologie gehört das Naturell der Methode mehrheitlich zur Klasse des männlichen Pulses. Die Natur der Weisheit läßt sich hauptsächlich dem weiblichen Puls zuordnen, und bei einem gleichmäßig kombinierten Naturell der Methode und der Weisheit ist er meistens mit dem neutralen oder *Boddhisattva*-Puls verbunden. So ist der linke Energiekanal *Ghangma* warm und trägt das Naturell der Methode, der rechte Energiekanal *Rhoma* andererseits hat die Potenz der Kühle und die Natur der Weisheit als Charakteristik. *Uma*, der zentrale Energiekanal, ist neutraler Natur oder der Natur der kompletten Hingabe. **Boddhisattva-Puls**

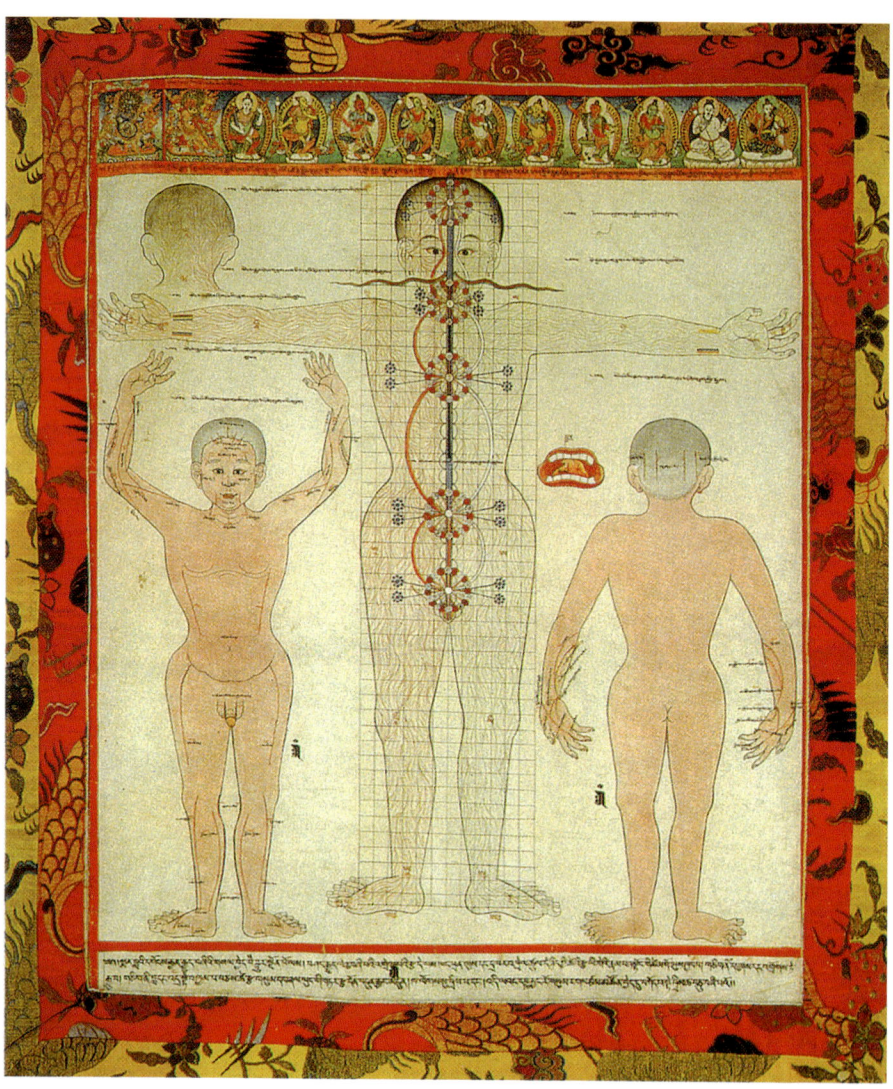

Die drei Hauptenergie-kanäle und die fünf Chakren (Rollbild)

Wenn beim Mann der Humoralsaft *Lung* dominiert, hat er einen männlichen Puls. Eine Frau mit dem dominanten Humoralsaft *Tripa* hat einen weiblichen Puls. Bei Dominanz des Humoralsaftes *Begen* wird der Pulstyp als neutral angesehen. Bei diesen Beispielen bleibt die Zugehörigkeit also quasi gleichgeschlechtlich, »innerhalb derselben Rasse«. Das ist jedoch keineswegs zwingend. Der männliche Patient hat nicht unbedingt einen maskulinen, die weibliche Patientin nicht zwingend einen femininen Puls.

Weist der Mann einen weiblichen Puls mit den Merkmalen dünn und straff auf, so kann dies häufig auf eine hohe Lebenserwartung und möglicherweise auf die Geburt von mehr Töchtern als Söhnen hinweisen. Bei der Frau, die den dicken und massiven männlichen Puls in sich trägt, kann dies eine mehrheitlich männliche Nachkommenschaft sowie einen reichen Segen an weltlichen Gütern und Erfolg anzeigen. Bei einem Ehepaar, das gleichzeitig der neutralen oder *Boddhisattva*-Klasse mit den Merkmalen weich, flexibel und kontinuierlich angehört, bedeutet dies oft bei beiden Personen eine hohe Lebenserwartung, gute Gesundheit und Mitgefühl von höhergestellten Menschen, von tiefergestellten Personen hingegen Kritik und Mißgunst. Einige der nahen Verwandten können sich zu Gegnern entwickeln, und aufgrund des neutralen oder *Boddhisattva*-Pulstypes kann es bei Kinderlosigkeit bleiben.

Mann – weiblicher Puls

Frau – männlicher Puls

Bei einem Paar, bei dem der eine Partner der neutralen Kategorie, der andere hingegen der männlichen Kategorie angehört, kommt es oft zur Geburt nur eines Kindes, meist eines Buben. Ist ein Partner hingegen ein neutraler Pulstyp und der andere ein weiblicher Pulstyp, kann dies bedeuten, daß auch hier nur ein Nachkomme, aber weiblichen Geschlechts, geboren wird. Dies zeigt, daß der *Boddhisattva*-Puls vom anderen Typus dominiert wird. Beim Zusammentreffen von zwei maskulinen Pulstypen geht aus dieser Kombination häufig ein Stammhalter hervor. Zweifaches Vorliegen der femininen Klasse resultiert oft in weiblicher Nachkommenschaft (siehe dazu Tabelle).

neutral und männlich

neutral und weiblich

Konstitutioneller Pulstyp

Pulstyp	Besitzer	Interpretation
männlich	Frau	mehr Söhne als Töchter
weiblich	Mann	hohe Lebenserwartung
männlich	Ehemann und -frau	mehrheitlich männliche Nachkommenschaft
weiblich	Ehemann und -frau	hauptsächlich weibliche Nachkommenschaft
neutral	Ehemann und -frau	hohe Lebenserwartung, gute Gesundheit, Liebe von höhergestellten Personen, Neid von untergeordneten Menschen, nahe Verwandte können Feinde werden, die Familienlinie wird beendet

Die saisonalen Pulse

Diese komplexe Domäne wird in zwei Sektoren unterteilt. Der erste beinhaltet den saisonalen und elementaren Einfluß auf die Vital- und Hohlorgane und die damit verbundenen Pulse, der zweite behandelt die Mutter-Sohn- und Freund-Feind-Relationen.

■ **Saisonaler und elementarer Einfluß auf die Vital- und Hohlorgane und deren Pulse:**

Hier gibt es vier Subkategorien. Der traditionelle tibetische astrologische Kalender umfaßt 360 Tage, die in die vier Jahreszeiten aufgeteilt werden. Jede Saison dauert drei Monate, und jeder Monat hat

Der Kreislauf der saisonal-elementaren Einflüsse

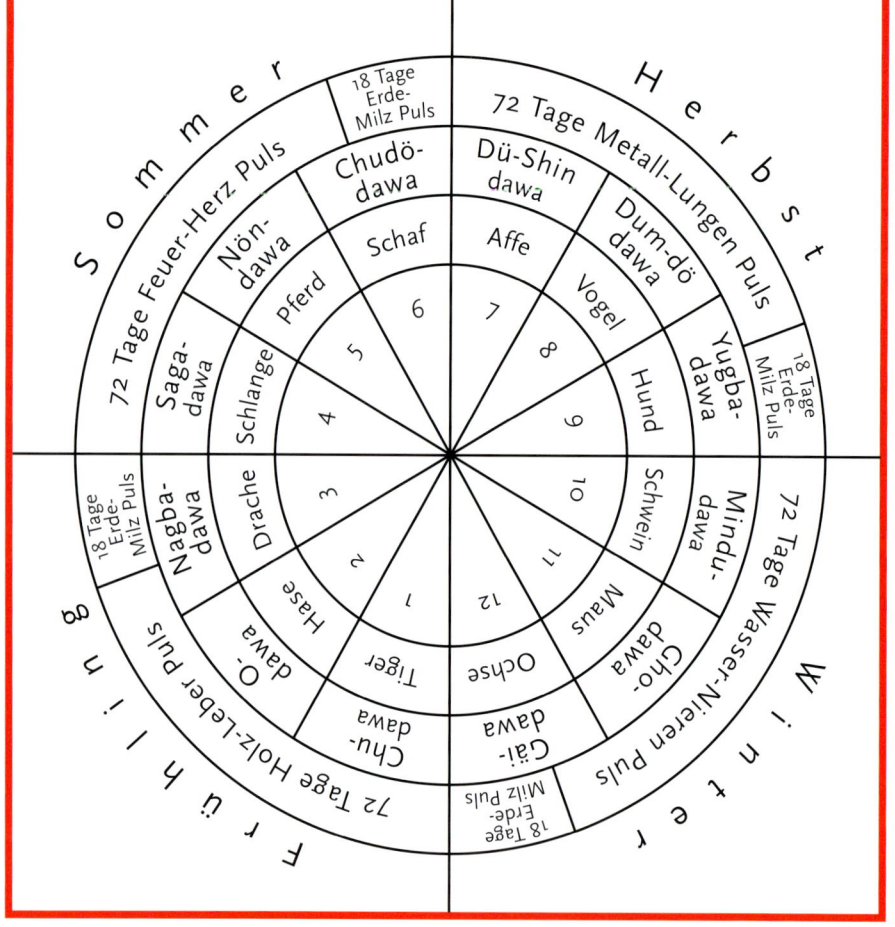

30 Tage. In der Pulsologie ist jede Jahreszeit in zwei Kategorien unterteilt. Die ersten 72 Tage werden der Prädominanz der Elemente Holz (Frühjahr), Feuer (Sommer), Eisen (Herbst) und Wasser (Winter) zugeordnet. Die verbleibenden 18 Tage jeder Jahreszeit entfalten einen besonderen Einfluß durch das Element Erde.

18 verbleibende Tage

■ Frühling – prädominante Pulscharakteristik der *Leber* (Element Holz),

■ Sommer – prädominante Pulsmerkmale des *Herzens* (Element Feuer),

■ Herbst – prädominante Pulskennzeichen der *Lunge* (Element Eisen),

■ Winter – prädominante Pulscharakteristik der *Niere* (Element Wasser),

■ restliche 18 Tage/Jahreszeit – prädominante Pulseigenschaften der *Milz* (Element Erde).

■ **Frühling – prädominante Pulscharakteristik der Leber (Element Holz):** Aufgrund der örtlichen klimatischen Bedingungen kann es im Wechsel der Jahreszeiten Unterschiede geben. Für gewöhnlich wird vom tibetischen Standpunkt ausgegangen. Die astrologischen Regeln gilt es auf jeden Fall einzuhalten. Sodann spielt auch die profunde Kenntnis der klimatischen Systeme eine wesentliche Rolle. Wenn man diese Konstellationen nicht versteht, ist es völlig unmöglich, die komplexen, diversen internen Pulse zu identifizieren. Ohne dieses Verständnis läßt sich der Puls im gesunden Zustand nicht analysieren und eine Krankheit nicht erkennen.

Ortsklima

> Die tibetische Wissenschaft des Heilens ist eng verbunden mit dem weiten Gebiet der tibetischen Astrologie. Aufgrund der astrologischen Gesetzmäßigkeit fällt der erste Monat des tibetischen Jahres, dessen Beginn von der Kalkulation des *Hor*-Jahr-Systems abhängt, in den Frühling.

Das Frühjahr dauert drei Monate; diese werden den ihnen zugehörigen tibetischen Tierkreiszeichen zugeordnet. Der erste Monat ist verbunden mit dem Tiger, der zweite Monat mit dem Hasen. Diese zwei Tiere haben in diesem Zyklus das Naturell des Elements Holz in sich.

Tiger, Hase

Basierend auf diesem Naturell kumuliert sich das Element Holz; das externe Symptom ist die Periode des Wachsens und Sprießens auf der Erde. Die tibetischen Monate tragen allesamt Namen von Sternen; jeweils ein Stern ist von Mondaufgang bis Monduntergang sichtbar. Jeder Stern hat also seinen ganz bestimmten Zyklus. Dies führte zur Namensgebung der Monate. In der Regel werden die Mo-

nate der Einfachheit halber numeriert; hier seien aber die Namen benutzt. Der erste Monat wird nach dem Stern *Chu, Chu-dawa* genannt.
Der zweite Monat trägt den Namen *O* nach dem Stern *O*. Der dritte

Drache   Monat des tibetischen Kalenders steht im Zeichen des Drachen und
heißt nach dem Stern *Nagba, Nagba-dawa*. Die Merkmale des Raumes in diesen Monaten, besonders dem ersten und zweiten, verkör-

Alauda   pert die Saison des Vogels *Alauda gulgula*.
gulgula   Wie gesagt, gehören die ersten zwei Monate dem Tiger bzw. Hasen
an, sie tragen das zu dieser Zeit prädominante elementare Holz in
sich. Während dieser 72 Tage kumuliert die externe elementare Konstellation des Holzes und transformiert daher das innere Naturell des
Menschen in das des Holzes. Dies hat Einfluß auf Leber und Gallenblase. Die Umwandlung manifestiert sich für den Arzt im Puls, der
gleichsam wie der Gesang des Vogels *Alauda gulgula*, ähnlich einem
Geigenton, dünn und straff ist. Im dritten Monat, in dem der Drache
donnert, herrscht das Element Erde vor. Von den drei Frühlingsmo-
naten werden nun die schon erwähnten 72 Tage abgezogen; es ver-
bleiben 18 Tage. In dieser Periode beeinflußt das Erdelement den
Puls der Milz und des Magens.

■ **Sommer – prädominante Pulsmerkmale des Herzens (Feuerelement):** Von den drei Sommermonaten liegen die ersten zwei in den

Schlange, Tierkreiszeichen Schlange und Pferd. Sie haben das jetzt prädomi-
Pferd   nante Feuerelement in sich; extern kumuliert sich daher das Feuer,
was sich in klimatischer Hitze manifestiert. Aufgrund dieser Wärme
wachsen u.a. die Wälder und die Blätter auf den Bäumen. In jener Periode ist auch die Regenzeit angesiedelt. Im vierten Monat scheint
der Stern *Saga*, der dem Monat den Namen *Saga-dawa* verleiht. Der
fünfte Monat ist der des Sternes *Nön*, demzufolge *Nön-dawa*. Der
sechste Monat ist der des Sternes *Chudö*, weshalb er *Chudö-dawa* genannt wurde. Das räumliche Kennzeichen dieses Zyklus ist die Sai-

Cuculus   son des Vogels *Cuculus canorus bakeri*.
canorus   Der vierte und fünfte Monat sind in diesem Zusammenhang maß-
bakeri   gebender als der sechste Monat. Sie tragen das in dieser Periode prädominante Element Feuer in sich, und aufgrund dessen transfor-
miert sich während dieser 72 Tage das interne humane Naturell infolge Kumulierung des Feuerelements in das des Feuers. Diese
Reaktion manifestiert sich im Herz- bzw. im Dünndarmpuls. Die Palpitation entspricht quasi dem Gesang des Vogels *Cuculus canorus
bakeri* oder gesponnener Schafwolle, ist demzufolge kräftig und kontinuierlich.

Schaf   Der sechste Monat ist der des Schafes; diese Periode ist besonders
geeignet zur Schafschur. Daher ist das externe Merkmal auch das

Schafescheren. Das Schaf hat das aktuell prädominante Element Erde. Diese Epoche ist die der verbleibenden 18 Tage. Das dominierende Erdelement wird im Milz- und Magenpuls deutlich.

■ **Herbst – prädominante Pulskennzeichen der Lunge (Element Eisen):** Der Herbst umfaßt den siebten, achten und neunten Monat des tibetischen Kalenders. Der siebte und achte Monat tragen als Lebenselement das des Eisens. Dies manifestiert sich in einer Kumulierung der Eisenpotenz. Die dafür typischen Charakteristika der Erde äußern sich im Reifen der Getreidearten. Kosmisches Merkmal ist der Stern *Dü-shin*, im achten Monat dann der *Dum-dö*. Der Stern *Yugba* steht für den neunten Monat. Auch diese Sterne sind natürlich analog dem lunaren System in ihrem Zyklus von Mondaufgang bis Monduntergang besonders gut sichtbar.

Das räumliche Kennzeichen dieser Periode ist die Saison des Grashüpfer-ähnlichen *Oxya chinensis Thunb*. Seine Flügelvibrationen sind während dieser Zeit intensiv hörbar. Von den drei Herbstmonaten sind der siebte und achte essentiell. Ihr aktuelles Lebenselement ist das Eisen. Aufgrund dieser Eigenschaft verändert sich während dieser 72 Tage die Pulspalpation der Lunge und des Dickdarms. Der Puls wirkt wie der Gesang des Vogels *Gya-chi go mar*: kurz und rauh.

Der letzte Herbstmonat, der neunte Monat, ist der des Hundes. Das externe Zeichen dafür ist die Brunftzeit der Hunde. Das Lebenselement dieses Monats ist das der Erde. In seinen 18 Tagen herrscht das Erdelement vor und verändert entsprechend den Milz- und Magenpuls.

■ **Winter – prädominante Pulscharakteristik der Niere (Wasserelement):** Der zehnte tibetische Monat ist der des Schweines, der elfte der der Maus. Ihrer beider Lebenselement ist das Naturell des Wassers. Extern manifestiert sich dies in einer Zunahme des Wassers, d.h. die Kälte nimmt zu, es bilden sich Schnee und Eis. Der Stern des zehnten Monats ist der *Mindu*. Im elften Monats haben wir den Zyklus des Sterns *Gho*. Im letzten Wintermonat herrsch der Stern *Gäl*.

Diese Sterne sind also in ihrem spezifischen Zyklus während der Mondphase aktiv. Dieses Stadium ist, nach tibetischer Auffassung, das des Heulens des schwarzen Rehs. In der Winterperiode ist der zehnte und elfte Monat essentiell. Ihr Lebenselement ist das Wasser. In diesen 72 Tagen beeinflußt diese Konstellation den Puls der rechten und linken Niere, der Harnblase sowie der Geschlechtsorgane. Die Palpation entspricht dem Gesang des Wasservogels *Tringa ochropus Linnaeus*, ist weich und langsam.

Der zwölfte Monat steht im Zeichen des Stiers. Sein Lebensele-

Oxya chinensis Thunb

Gya-chi go mar

Hund

Schwein, Maus

schwarzes Reh

Tringa ochropus Linnaeus

ment ist das Naturell der Erde. In dieser 18tägigen Phase kumuliert sich die Erdpotenz und manifestiert sich im Milz- und Magenpuls.

■ **Verbleibende 18 Tage – prädominante Pulseigenschaften der Milz (Element Erde):** In jeder Jahreszeit bleiben für den dritten Monat 18 Tage übrig. Bei vier Jahreszeiten ergibt dies 72 Tage. In diesen Zeitspannen kumuliert sich das Lebenselement Erde, was sich im Puls von Milz und Magen äußert. Das Pulsmuster ist in seiner Frequenz, dem Gesang des Vogels *Phö-chil nesen* gleichend, kurz und weich.

Phö-chil nesen

> Diese Gesetzmäßigkeiten können je nach den klimatischen Bedingungen differieren und müssen nicht zwingend überall Gültigkeit haben. Die Ausführungen hier sind allgemeine Hinweise darauf, wie sie in unserer tibetischen Konstellation herangezogen werden. Auch hier können Abweichungen vorkommen; so gibt es zum Beispiel statt zwölf auch mal dreizehn Monate im Jahr – und zwar aufgrund der astrologischen Tierkreiszeichen-Berechnungen und weil das tibetische Jahr nur 360 Tage zählt und deshalb ungefähr alle 33 Monate ein zusätzlicher Monat hinzuaddiert wird (das tibetische Pendant zum westlichen Schaltjahr). In solch einem Fall wird exakt die Mitte des Sommers als der Zeitpunkt genommen, an dem die Periode mit den kürzer werdenden Tagen beginnt. Im Winter dann sieht man wieder exakt die Wintermitte als den Beginn der länger werdenden Tage an. Die genaue Frühlings- und Herbstmitte gilt dann als der Phasenanfang der gleich langen Tage und Nächte.

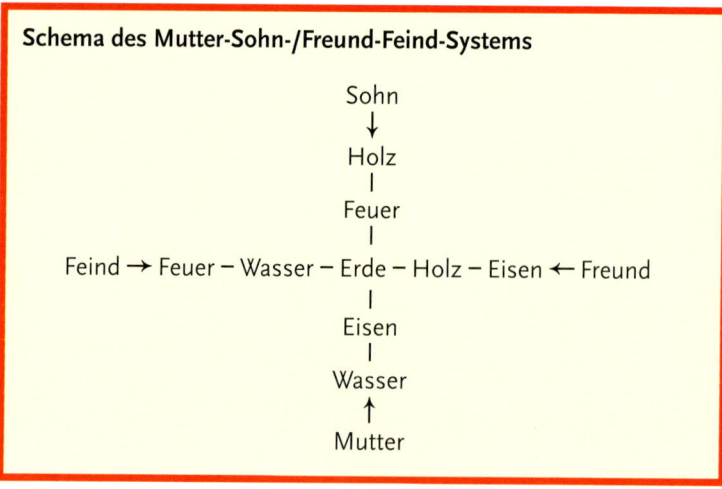

Schema des Mutter-Sohn-/Freund-Feind-Systems

Sohn
↓
Holz
|
Feuer
|
Feind → Feuer – Wasser – Erde – Holz – Eisen ← Freund
|
Eisen
|
Wasser
↑
Mutter

■ Die Mutter-Sohn- und Freund-Feind-Relation:

Das Mutter-Sohn- bzw. Freund-Feind-System besagt: Der Sohn des Holzes ist das Feuer; der Sohn des Feuers ist die Erde; der Sohn der Erde ist das Eisen; der Sohn des Eisen ist das Wasser; der Sohn des Wassers ist das Holz. Also ein wiederkehrender Zyklus.

Zyklen

Die Mutter des Wassers ist das Eisen; die Mutter des Eisens ist die Erde; die Mutter der Erde ist das Feuer; die Mutter des Feuers ist das Holz; die Mutter des Holzes ist das Wasser. Auch ein immerwährender Kreislauf.

Der Feind des Feuers ist das Wasser; der Feind des Wassers ist die Erde; der Feind der Erde ist das Holz; der Feind des Holzes ist das Eisen; der Feind des Eisens ist das Feuer.

Der Freund des Eisens ist das Holz; der Freund des Holzes ist die Erde; der Freund der Erde ist das Wasser; der Freund des Wassers ist das Feuer; der Freund des Feuers ist das Eisen.

Bringen wir nun die Mutter-Sohn- und die Freund-Feind-Konstellationen in Verbindung mit den Pulsen, den Vital- und Hohlorganen sowie den Elementen. Bei der Vorhersage der Mutter-Sohn-/Freund-Feind-Konstellation ist auf die Jahreszeiten zu achten.

Pulsnaturell	Vorhersage
Mutter- und saisonaler Puls	ein Regen von glücklichen und erfolgreichen Phasen ergießt sich über den Betroffenen
Sohnespuls	Macht und Einfluß für das Individuum
Freundespuls	Reichtum und Wohlstand für den Menschen
Feindespuls	Feinde oder eine gravierende Krankheit treffen ein

Jemand läßt sich seinen Puls im *Frühling* messen. Dies ist die intensivste Periode des Holzelements und der Energien innerhalb von Leber und Gallenblase auf ihrem optimalen Niveau. Das je nach Saison zugehörige Pulsschema wird als der eigene Puls betrachtet. Im Frühling herrscht der Puls des Holzelements vor. Wenn nun unterm Ringfinger, wo man die Nieren und die urogenitale Region examiniert, das weiche und langsame Pulsnaturell des Wassers (Wasser ist die Mutter des Holzes) oder der eigene Puls bzw. die jahreszeitliche Pulscharakteristik (Holz) dominiert, bedeutet dies, das Beste wird einem zuteil. Wie erwähnt, ist die Pulspalpation des Holzes in seinem Zyklus im Frühling dünn und straff.

eigener Puls

Dominiert unter dem Zeigefinger des Arztes die Frequenz des

Herz- und Dünndarmpulses (ist dieser also kräftig und kontinuierlich), zwingt dies das Feuernaturell. Das Feuer ist der Sohn des Holzes, deshalb wird dieses Pulsbild der Sohnespuls genannt und ver-
schafft dem Betreffenden Macht und Einfluß.

Sohnespuls

Fühlt der Arzt unterm Mittelfinger die Prädominanz des Milz- und
Magenpulses (kurz und weich), ist dies die Manifestation des Erdelements. Die Erde ist der Freund des Holzes, daher heißt dieses
Pulsspektrum Freundespuls. Er steht für Wohlhabenheit und Reichtum.

Freundespuls

Das nächste Beispiel sei unterm Zeigefinger der vorherrschende
Lungen- und Dickdarmpuls identifiziert, der in seiner Eigenschaft
kurz und rauh ist. Dies weist auf die Potenz des Elements Eisen hin.
Eisen ist der Feind des Holzes, folglich handelt es sich hier um den
Feindespuls, der einen Gegner oder eine schwere Krankheit ankündi-
gen kann.

Feindespuls

Im *Sommer* dominiert vor allem das Element Feuer; es manifestiert
sich im Herzpuls als kräftig und kontinierlich. Falls jedoch der Leber-
und Gallenblasenpuls sehr dünn und straff ist, ist das typisch für das
Holzelement. Holz ist die Mutter des Feuers, demzufolge liegt ein
Mutterpuls vor. Dieser Puls und der saisonale oder eigene Puls erzeugen von allem meist das Beste.

Mutterpuls

Kurzer und weicher Milz- und Magenpuls weist auf die vorherrschende Potenz der Erde hin. Da die Erde der Sohn des Feuers ist,
klassifiziert man ihn als Sohnespuls. Dessen Vermögen liegt in
Macht und Einfluß.

Falls der Nieren- und urogenitale Puls weich und langsam ist, zeigt
dies den dominanten Einfluß des Wassers an. Wasser ist der Feind
des Feuers, folglich handelt es sich um einen Feindespuls, der Feindschaft oder eine schlimme Krankheit begünstigt.

Ist der Lungen- und Dickdarmpuls kurz und rauh, äußert sich darin die Prädominanz des Eisens. Dieses Element ist der Freund des
Feuers. Der Freundespuls bringt einen Segen an weltlichen Gütern.

Die *Herbstzeit* ist die Saison des Eisens. Das macht den Lungen-
und Dickdarmpuls kurz und rauh, der als saisonaler oder eigener
Pulstyp dieser Epoche kategorisiert wird. Sollte aber der Milz- und
Magenpuls die Dominanz der Erde anzeigen, was sich als kurz und
weich äußert, zeigt dies den Mutterpuls, da die Erde die Mutter des
Eisens ist. Der Mutterpuls oder der saisonale Puls provoziert eine ver-
heißungsvolle Periode für den betreffenden Menschen.

saisonaler Pulstyp

Der weiche und langsame Nieren- und urogenitale Puls deutet auf
den führenden Einfluß des Wassers. Das Wasser ist der Sohn des Eisens. Der Sohnespuls verheißt Macht und Einfluß.

Der Puls von Leber und Gallenblase ist dünn und straff – das steht für das starke Holzelement. Holz ist der Freund des Eisens. Der Freundespuls prognostiziert materiellen Wohlstand.

Wenn der Herz- und Dünndarmpuls am intensivsten ist (kräftig und kontinuierlich), deutet dies auf die Prädominanz des Feuers. Feuer ist der Feind des Eisens. Der Feindespuls kann einen Feind oder eine ernste Krankheit auf den Plan bringen.

Der *Winter* ist der Zyklus des Wasserelements. Der Nieren- und urogenitale Puls ist folglich weich und langsam. Hier haben wir den saisonalen oder eigenen Puls, der dominiert. Wenn der Lungen- und Dickdarmpuls aufgrund der Eisenpotenz intensiver ist, deutet dies auf Mutterpuls, denn das Eisen ist die Mutter des Wassers. Das Ergebnis des Mutterpulses oder des saisonalen Pulses ist eine fruchtbare Zeit unter jeglichem Aspekt. *Zyklus des Wasserelements*

Bei der Leber und Gallenblase ist der Puls dünn und straff; dies markiert die Führung des Holzelements. Holz ist der Sohn des Wassers. Der Sohnespuls erzeugt Macht und Einfluß.

Wenn Milz- und Magenpuls vorherrscht, heißt das: Das Erdelement regiert. Dieses Spektrum ist kurz und weich. Die Erde ist der Feind des Wassers und provoziert Feinde oder eine schlimme Krankheit.

Falls Herz- und Dünndarmpuls kräftig und kontinuierlich dominieren, zeigt sich die Vorherrschaft des Feuers. Feuer ist der Freund des Wassers und zieht Reichtum und Wohlstand nach sich.

Die *restlichen 18 Tage pro Jahreszeit* sind die Zyklen des Erdelements und mit den Organen Milz und Magen assoziiert. Die Konstellation entspricht dem aufgezeigten System.

Die außerordentlichen Pulse

Bei dieser Methode der Pulsdiagnostik handelt es sich um die Untersuchung eines gesunden Menschen, um ihn anschließend über positive, aber auch negative Aspekte in seiner Vergangenheit sowie in seiner Zukunft zu informieren. Auf diesem Gebiet unterscheidet man sieben Pulsarten: *Aspekte der Zukunft*

■ den familiären Puls,
■ den Besucherpuls,
■ den feindlichen Puls,
■ den Freundespuls,
■ den dämonischen Puls,
■ den oppositionellen Puls,
■ den Fertilitätspuls.

die Ernährungsregeln

Die Ernährungsregeln sind unbedingt einzuhalten! Anderenfalls ist ein akkurater Befund nicht möglich. Die strengen Verhaltensregeln müssen ebenfalls befolgt werden. Ganz wichtig ist auch die genaue Einhaltung des optimalen Zeitpunkts der Analyse selbst, also frühmorgens bei Sonnenaufgang. Diese spezielle Maßnahme wird heute nur noch selten praktiziert. Aber es handelt sich um einen essentiellen Bestandteil im Studium der Traditionellen Tibetischen Medizin. Um eine Ahnung von dieser ganz speziellen Materie zu vermitteln, soll hier als Beispiel die sechste Kategorie (oppositioneller Puls) durchleuchtet werden.

oppositioneller Puls

Seinen Namen leitet der oppositionelle Puls von der Gegensätzlichkeit, zum Beispiel zwischen Feuer und Wasser, ab.

> Bei dieser Technik geht es um die Beurteilung einer Person, die dem Arzt nicht zur Untersuchung zur Verfügung steht. Es wird daher ein naher Freund oder Angehöriger des Patienten examiniert. So kontrolliert man beispielsweise den Puls des Sohnes, um den Gesundheitszustand des kranken Vaters, der unabkömmlich ist, zu eruieren. Der Arzt kann dann prognostizieren, ob Hilfe möglich ist oder nicht. Im *Gyü-shi* sind vier Techniken des oppositionellen Pulses erklärt.

In diesem Bereich muß man zwei Ebenen der Analyse unterscheiden. Zunächst existiert der nahe Puls, sodann der Mutter-Sohn- bzw. der Freund-Feind Zyklus. Bei der ersten Methode bestimmt man den Puls einer nahestehenden Person. Wenn also bei der Untersuchung des Sohnes der Leberpuls präsent und seine Palpation normal ist, so weist dies auf die Genesung des abwesenden kranken Vaters hin. Fehlt jedoch dieser bestimmte Puls gänzlich, deutet dies auf eine letale Krankheit hin. Beim Mutter-Sohn- bzw. Freund-Feind-Zyklus identifiziert der Arzt den saisonalen Puls, der ja auch als der eigene Puls gilt, aufgrund der Jahreszeit. Im Frühjahr ist zum Beispiel die Prädominanz des Elements Holz gegeben. Hat man hier den Mutterpuls des saisonalen Pulses (das Wasser im Nieren- bzw. urogenitalen Bereich), so besagt dies eine Heilung des Patienten. Ist der Mutterpuls hingegen nur schwach oder überhaupt nicht wahrnehmbar, deutet dies auf ein mögliches Ableben der zu beurteilenden Person hin.

naher Puls

Haben wir einen kranken Sohn, dessen Vater statt seiner untersucht wird, prüft man als erstes den nahen Puls. Ist der Herzpuls des Vaters präsent und schlägt er normal, bedeutet dies, der Sohn wird bald wieder gesund werden. Existiert der Herzpuls jedoch nicht, läßt dies eine schwere Krankheit mit hoher Todeswahrscheinlichkeit vermuten. Wird beim Mutter-Sohn- und Freund-Feind-Zyklus der Sohnespuls im Winter identifiziert, so ist der Sohnespuls der des Holzes in der Leber- und Gallenblase. Ist der Sohnespuls vorhanden und seine Palpitation nicht abnormal, verheißt dies Genesung des Patienten. Fehlt der Sohnespuls gänzlich oder ist nur ganz schwach wahrnehmbar, deutet dies auf eine möglicherweise letal endende Krankheit hin.

Bei der Untersuchung einer Tochter bezüglich des Zustands der kranken Mutter verhält es sich im Prinzip genauso wie bei der Sohn-Vater-Relation. Als nächstes nun ein Blick auf die Prognosestellung für den abwesenden Ehepartner.

getrennte
Ehepartner

Wenn der Ehemann krank ist, kann der Puls der Ehefrau kontrolliert werden. Falls deren Leberpuls nicht tastbar ist, deutet dies auf eine sehr schwierige Heilung des Ehemannes hin. Ist der Leberpuls hingegen fühlbar und seine Palpitation normal, sind die Chancen einer Rekonvaleszenz sehr gut. Im umgekehrten Falle, wenn also die Ehefrau krank danieder liegt, kann der Arzt den Puls des Ehemannes prüfen. Bei Abwesenheit des Nierenpulses sind die Heilungsaussichten für die Frau ziemlich negativ. Schlägt der Nierenpuls normal, kann auf eine baldige Gesundung der Frau geschlossen werden.

Unter dem Aspekt des Mutter-Sohn- bzw. Freund-Feind-Zyklus wird der kranke Ehemann nach dem Freundespuls beurteilt. Bei der kranken Frau richten wir uns nach dem Feindespuls. Hier geht man von der Jahreszeit Frühling aus. Prüft der Arzt statt des kranken Ehemannes den Puls der anwesenden Ehefrau, ist ihr saisonaler Puls in dieser speziellen Jahreszeit beeinflußt vom prädominanten Holzelement.

prädominantes Holzelement

Gemäß dem Freundespuls ist der Freund des Holzes die Erde. Er manifestiert sich in der Milz. Ist dieser Puls da und seine Palpitation normal, so wird der kranke Ehemann bald gesunden. Fehlt der Milzpuls hingegen oder ist er nur sehr schwach ausgeprägt, deutet dies auf einen schweren Krankheitsverlauf mit möglichem Tod hin. Ist die Ehefrau krank, wird der Puls des gesunden Ehemannes beispielsweise im Herbst gemessen. Sein eigener Puls ist vorherbestimmt durch das Eisenelement. In diesem Fall wird nach dem Feindesprinzip verfahren. Der Feind des Eisens ist das Feuer. Es manifestiert sich im Herzpuls. Ist seine Palpitation überhaupt nicht wahrnehmbar oder nur sehr schwach vorhanden, zeigt dies eine schlimme Krankheit an. Bei normalem Herzpuls kann jedoch auf eine baldige Erholung der kranken Ehefrau gehofft werden.

Ein sehr interessantes Gebiet ist auch der Fertilitätspuls. Hier wird der Puls der Schwangeren analysiert. Man differenziert den nahen Puls und beachtet die Mutter-Sohn- bzw. Freund-Feind-Konstellation. Ein rollender und geschwollener Puls beweist eine Schwangerschaft. Die Identifikation muß sorgfältig und präzise vorgenommen werden, da bei falscher Interpretation auch eine Blutkrankheit diagnostiziert werden kann. Der für ein Blutleiden typische Puls ist nämlich praktisch identisch, nur ganz unmerklich schwächer. Als erfahrener Arzt weiß man ihn aber zu unterscheiden. Ist der Puls der rechten Niere stark und überfließend, wird die Untersuchte höchstwahrscheinlich einen Sohn gebären. Erweist sich dagegen die Palpitation der linken Niere stark und überfließend, bekommt die Frau ein Mädchen.

Feuerpuls

Geht man nun wieder nach der Mutter-Sohn- oder Freund-Feind-Gesetzmäßigkeit vor, so sieht es folgendermaßen aus: Besteht im Frühling der eigene Holzpuls der Mutter, ist der Sohn des Holzes das Feuer. Der Feuerpuls existiert im Herzen und wird daher als der eigene Puls identifziert, da dies der Puls des Fetus ist. In diesem außergewöhnlichen Fall wird also der Puls des Fetus als der eigene angesehen, d.h. das Ungeborene dominiert über die Mutter.

Wichtig ist die Berücksichtigung der jeweiligen Jahreszeit, weil sich das Pulsnaturell dementsprechend ändert. Die Mutter des Feuers ist das Holz. Der Puls des Holzelements ist dünn und straff. Falls dieser Puls unterm Zeigefinger beim Herzen präsent ist, bedeutet dies, daß neben dem Sohnespuls zusätzlich der Mutterpuls vorliegt. Wenn der Sohn des Feuers, die Erde (kurz und weich), unterm Herzpuls existiert, dann ist zum eigenen Sohnespuls der zusätzliche Sohnespuls hinzugekommen. In beiden Konstellationen – sei es zusätzlich zum Sohnespuls der Mutterpuls oder zum ursprünglichen **Kindheit und** Sohnespuls der zusätzliche Sohnespuls – sagt dies eine schöne Kind-**Erziehung** heit, eine leichte Erziehung und eine gute Gesundheit mit wenig Krankheiten voraus.

Findet sich der Feind des Feuers, das Wasser (das kurz und weich ist), im Nierenpuls und es aber unterm Herzpuls schlägt, deutet man dies als Sohnespuls mit zusätzlichem Feindespuls. Daraus erwachsen negative Aspekte wie Absterben des Fetus oder eine komplizierte Schwangerschaft. Die Konstellation kann auch gleichbedeutend sein mit schwieriger Kindheit und Erziehung und eventuell sogar Feindschaft zwischen Kind und Eltern.

Der Puls bei Gesundheit und Krankheit

Bei der Pulsdiagnose wird der Gesundheitszustand des Patienten anhand der Palpitationen per Zeiteinheit untersucht. Der Pulsschlag muß mindestens hundertmal kontrolliert werden. Aber nicht nur die Palpitationszahl ist maßgeblich, sondern ebenso die Konsistenz des Pulses. Man examiniert also auf viele charakteristische Merkmale hin

Der Puls im gesunden und kranken Zustand (Rollbild)

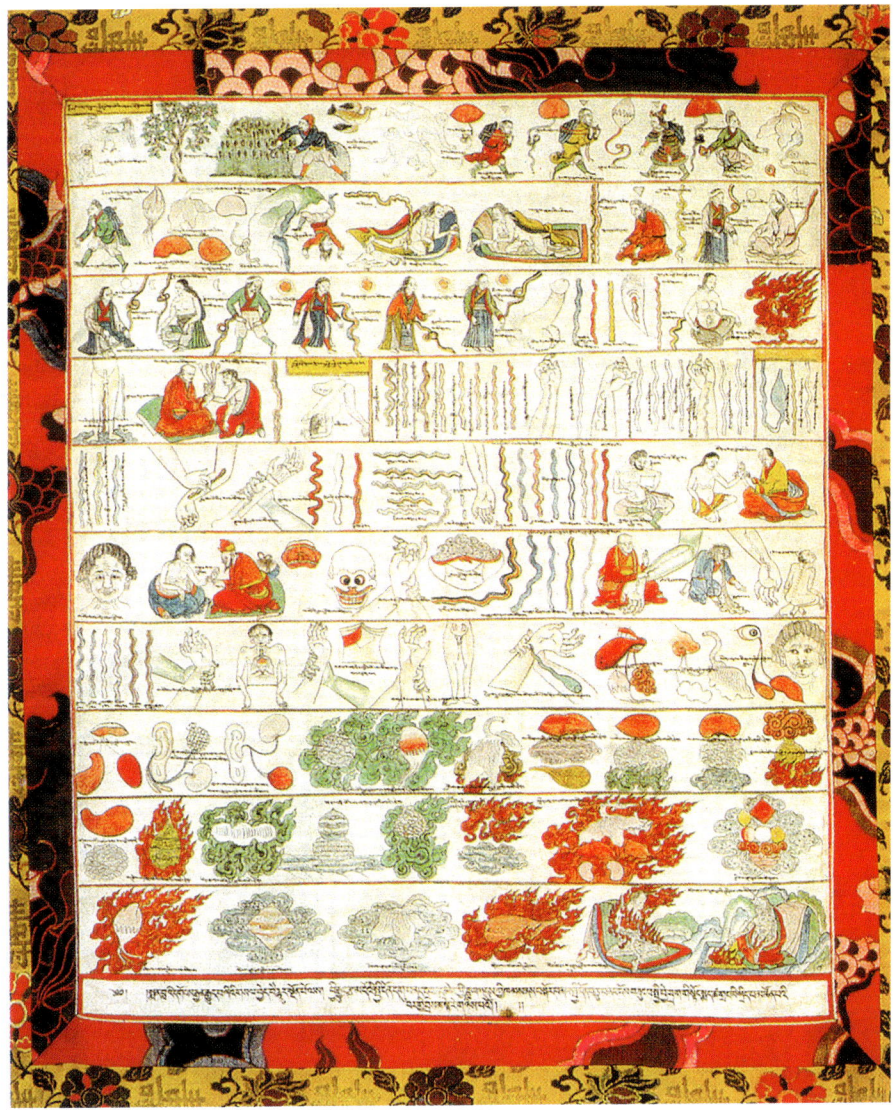

wie z.B. Stärke, Geschwindigkeit, Tiefe, Straffheit oder Lockerheit der Palpitationen.

Die Schläge können mitunter ziemlich stark, dann aber auch wieder sehr schwach sein, der obere und untere Puls simultan einmal sehr kräftig, dann hingegen wieder recht langsam sein, oder aber der obere Puls erweist sich einmal als sehr intensiv und der untere als sehr schwach. Beim nächsten Mal kann das Pulsbild straff sein, ein andermal wieder dick. Mitunter ist der Puls überhaupt nicht wahrnehmbar, um sich in der nächsten Minute beträchtlich zu erhöhen. Der Untersucher muß immer darauf gefaßt sein, daß sich Straffheit und Lockerheit abwechseln.

> Wenn der Puls aber ohne diese Abweichungen regelmäßig schlägt, ist dies von vornherein als gesunder Status zu werten.

Fieber Heraufgesetzte Palpitationshäufigkeit induziert ein Fieber, das nach verschiedenen Niveaus klassifiziert wird. Je höher die Fieberklasse, desto schlimmer für den Patienten. Fieber ist also nicht einfach nur Fieber, sondern wird nach Schweregrad differenziert. Eine deutlich zu hohe Palpitation weist auf eine stark erhöhte Körpertemperatur hin. Umfaßt die Palpitation dagegen weniger als die normalen fünf Schläge pro respiratorischem Zyklus, so bedeutet dies eine Unterkühlung des Körpers, nach tibetischer Auffassung ein Indiz für eine sogenannte kalte Krankheit.

In der Praxis verhält es sich jedoch so, daß die Ausnahme die Regel bestätigt, d.h. bei einem Puls, der unabhängig von der Häufigkeit seiner Palpitation straff und fest ist, bedeutet dies unweigerlich eine Fieberkrankheit. Der Arzt nimmt die Analyse vor, indem er den Puls kräftig drückt, und hier ist nicht die Häufigkeit des Schlages entscheidend, sondern die Konsistenz des Pulses. Ist der Puls beim Drücken trotz häufiger Palpitation leer und locker, spricht dies für eine Kältestörung. Bei einem Puls, der schneller als normal schlägt sowie hohl und leer wirkt, muß man von heißen externen Symptomen mit kalter interner Natur der Fehlfunktion ausgehen.

> Ein unter der Frequenzeinheit liegender und in der Tiefe straffer Puls bedeutet: kalte äußerliche Anzeichen mit heißer innerlicher Krankheit. Bei einem solchen Spektrum mit Palpitationshäufigkeit über der Frequenzeinheit und den Eigenschaften straff und fest liegen externe heiße Symptome mit interner heißer Natur der Krankheit vor. Wenn die Frequenz die Einheit unterschreitet und der Puls in seiner Konsistenz tief und locker ist, haben wir es mit

den kalten äußeren Merkmalen mit innerer kalter Natur der Störung zu tun.

Nun gibt es auch Menschen, deren Pulsnaturell – obwohl gesund – bildlich gesehen die Eigenschaft eines Perlen-Rosenkranzes aufweist, also originär schon unregelmäßig ist. Ebenso ist es in der Praxis durchaus möglich, daß statt an der üblichen Stelle (also an der Speichenschlagader) die Analyse auf der äußeren Seite des Gelenks vorgenommen werden muß. Mitunter sind bei der Untersuchung auch die individuellen Pulse nicht alle vorhanden. Möglich ist ferner, daß ein Puls reagiert, aber dann quasi hängenbleibt oder sich temporär ruhig verhält, später jedoch ansteigt, als ob er forciert würde. Manchmal reagieren zwei Pulse ganz nah beieinander genau gleich. Das sind wohlgemerkt nicht einfach nur Schulbeispiele, sondern diese komplexen Varianten existieren in der Praxis in der Tat.

originär unregelmäßig

! Wesentlich bei einer Untersuchung ist die Anamnese, also die Befragung des Patienten zu seinem Pulsnaturell bzw. seinem Puls vor der Analyse. Es ist für den Arzt äußerst wichtig, über etwaige Unregelmäßigkeiten des individuellen Spektrums genauestens informiert zu sein. Ohne diese Informationen ist die Basis für eine korrekte Diagnose nicht gegeben, und demzufolge kann es zu Falschinterpretationen kommen.

Um noch einmal auf den Fertilitätspuls zurückzukommen: Hier kann, wie ausgeführt, fälschlicherweise eine heiße Krankheit diagnostiziert werden. Ebenso beim neutralen oder *Boddhisattva*-Puls: Wird hier nicht genau differenziert, kann irrtümlich eine kalte *Begen*-Imbalance festgestellt werden. Darüber hinaus könnte das Fehlen eines Vital- oder Hohlorganpulses oder das Bild eines reagierenden Pulses, der dann aber passiv bleibt, fatalerweise auch mit dem Todespuls in Verbindung gebracht werden. Aus all diesen Gründen ist es wichtig, vor allem einen neuen, noch unbekannten Patienten über seinen konstitutionellen Puls zu befragen, bevor die effektive Analyse vorgenommen wird.

Fertilitätspuls

Todespuls

Die Identifikation der Pulspalpitation

In diesem Zusammenhang sind zwei Ebenen zu unterscheiden: die allgemeine und die spezifische. Beide sind nebeneinander von eminenter Wichtigkeit: Wenn der konstitutionelle Pulstyp einmal korrekt identifiziert worden ist, kann der Arzt die Krankheit als heiß oder kalt kategorisieren. Drei Faktoren sind dabei maßgebend:

- der konstitutionelle Puls,
- die Krankheitskategorisierung,
- die Berücksichtigung des saisonalen Pulstyps.

Bei der Krankheitskategorisierung differenziert man zwischen heißen und kalten Störungen mit ihren jeweiligen sechs allgemeinen Pulscharakteristika:

Heiß	Kalt
stark	schwach
überfließend	gesunken
rollend	abnehmend
schnell	langsam
straff	locker
fest	leer

Ein sogenannter starker Puls ist sehr kräftig und intensiv in der Palpitation. Er kann oft ein Indiz dafür sein, daß zum Beispiel das Fieber extrem hoch ist. Er kann auf ein sogenanntes gestörtes Fieber hindeuten. Die überfließende Eigenschaft besagt, daß der Schlag nicht in der Tiefe, sondern an der Oberfläche erfolgt und gleichzeitig dick sein kann. Häufig weist das auf eine Disharmonie des Humoralsaftes *Lung* mit dem Blut hin, ebenso aber auch auf ein Ungleichgewicht des *Mugbu*, des braunen Schleimes, mit dem Fieber. Auch in dieser Kategorie gliedern die tibetischen Ärzte in diverse Subkategorien auf, wobei *Mugbu* in diesem Fall ein allgemeines Synonym darstellt. Beispielsweise existieren Morbus-Crohn-ähnliche Störungen sowie auch verschiedene Ulkusvarianten.

Ein rollender Puls bedeutet »verschiedene gerollte Fäden, die letztlich zusammengedreht werden«. Dies kann ein Indiz für Blutstörungen oder gar Blutkrebs sein. Ein schneller Puls schlägt viele Male rasch hintereinander. Diese kurz aufeinanderfolgende Palpitation weist nicht selten auf epidemische Erkrankungen oder auch Nahrungsmittelintoxikationen (speziell mit Fleisch) hin. Der Faktor straff ist mit einem angezogenen Strick vergleichbar. Vielfach kann dies ein sogenanntes Gallenfieber oder eine koronare Infektion bedeuten. Die feste Charakteristik ist so zu verstehen, daß das Pulsnaturell bei der Analyse dann nicht nachgibt, sondern Widerstand entgegensetzt. Häufig manifestiert sich so eine Wundinfektion.

gestörtes Fieber

Mugbu

Gallenfieber

Treffen bei einem Krankheitsbild zwei der insgesamt sechs be-
schriebenen Charakteristika zu, kann auf ein Fieber geschlossen
werden. In diesem Stadium handelt es sich um ein leichtes Fieber.
Treffen jedoch drei bis vier der Eigenschaften zu, läßt dies schon
auf ein moderates Fieber schließen. Das Vorliegen von fünf oder
sechs Charakteristika bedeutet hohes Fieber.

Die allgemeinen Merkmale des Fiebers lassen sich also folgendermaßen charakterisieren: Das Pulsbild ist in seiner Palpitation beispielsweise hochfrequent, stark und überfließend; das bedeutet frisches Fieber. Zu schnelle und noch dazu rollende Palpitation zeigt
ein epidemisches oder auf einer Störung beruhendes frisches Fieber
an. Ist die Resonanz des Pulsbilds tief und kurz, weist dies auf latentes chronisches Fieber hin.

Nächster Punkt: die Charakteristika der sogenannten kalten Fehlfunktionen im Organismus und ihrem Pulsbild. Unter einem schwachen Naturell verstehen wir einen kraftlosen Puls. Er kann u.a. auf eine Tumorerkrankung verbunden mit Kälte hinweisen. Herrscht hingegen ein gesunkener Puls vor, bedeutet dies: Der Puls befindet sich
in der Tiefe und ist gleichzeitig diffus, also nicht klar spürbar und
weist simultan keine Stärke auf. Dieses Spektrum kann z.B. sehr   **Wassersucht**
wohl generell auf diverse Kategorien von Wassersucht hinweisen.
Unter abnehmender Charakteristik versteht man eine nicht transpa-
rente Pulsresonanz. Dies kann ein Indiz für das Anfangsstadium verschiedener Wassersuchtkrankheiten sein.

Der langsame Puls geht unter Umständen mit Blutserumkrankheiten assoziiert mit Kälte oder *Begen*-Ungleichgewicht einher. Lockerer
Puls kann etwa von mit Kälte assoziierten Tumorerkrankungen ausgehen. Der leere Puls (keine Resonanz beim Befühlen) kann u.a.   **leerer Puls**
häufig auf *Lung*-Krankheiten hinweisen.

Ein tief und schwach reagierender Puls wird klassifiziert als Puls
einer frischen Kältekrankheit (also im Anfangsstadium). Ist die Palpitation nicht häufig und oberflächlich, ist an chronische Kältekrankheit zu denken. Aufgrund des spezifischen Pulsbildes kann auch darauf geschlossen werden, wie ernst die frische bzw. chronische
Störung ist. Akute Kältekrankheiten sind mehrheitlich mit dem Humoralsaft *Begen* assoziiert, da der Puls sich in der Tiefe befindet.
Chronische Kältekrankheiten hingegen sind aufgrund der abneh-
menden Wasserpotenz oft mit dem Humoralsaft *Lung* verbunden, da
dieser Humoralsaft akkumuliert und daher prädominiert.

Bei der spezifischen Identifikation der Pulspalpation sind wieder-   **spezifische**
um zwei Kategorien zu unterscheiden – die der Diagnostik des all-   **Identifikation**

gemeinen Pulsbildes und die der Pulsidentifikation der verschiedenen zwölf Lokalisationen an den sechs spezifischen Fingerpositionen, d.h. der Hohl- bzw. der Vitalorgane mit Unterscheidung der oberen, mittleren und unteren Körperregionen. Es existieren also zwei Niveaus der Krankheitsdiagnostik. Beim allgemeinen Pulsbild haben wir folgende Kriterien:

- ■ die generellen elf Pulse,
- ■ die sieben Pulse der epidemischen Krankheiten,
- ■ die sechs Pulse akuter Hitzestörungen,
- ■ die sieben Pulse der lokalisationsgebundenen Hitzekrankheiten,
- ■ die sechs Pulse der Kälte-Ungleichgewichte,
- ■ die vier Pulse prädominanter Krankheiten, die eine zusätzliche Störung provozieren,
- ■ die sechs zweideutigen Pulsarten.

■ **Die generellen elf Pulsarten:**

1) Bei *Lung*-Krankheiten besteht folgendes Pulsbild: bei schwachem Druck voller Puls an der Oberfläche – wie ein aufgeblasenes Kissen, das an der Wasseroberfläche treibt. Bei stärkerem Fühlen des Pulses reagiert er leer und unregelmäßig in seiner Frequenz; bei Nachlassen des Druckes nimmt er im Volumen wieder zu.

2) Bei *Tripa*-Störungen findet sich folgendes Spektrum: Puls ist schmal und schnell, im Inneren jedoch verdreht.

3) Der Puls des *Begen*-Naturells bei Fehlfunktionen ist tief im Inneren, intransparent und abnehmend sowie schwerfällig in seiner Frequenz.

4) Bei einem Krankheitsbild von *Lung* kombiniert mit Hitze-Imbalance herrschen folgende Merkmale: *Lung*-Puls leer, der Hitzepuls dagegen schnell und hastig.

5) Kombinierte Fehlfunktion von *Begen* und *Tripa*: Pulsbild bezüglich *Begen* gesunken; wegen der *Tripa*-Dominanz ist der Puls tief im Inneren und zudem verdreht.

6) *Begen*-Störung assoziiert mit *Lung*: *Lung*-Puls leer, *Begen*-Puls jedoch langsam.

7) Störung aller drei Humoralsäfte in seiner Mischform *Lung-Tripa-Begen*-Krankheit, in der tibetischen medizinischen Terminologie *Begen-Mukpo*-Störung: Der Puls des *Lung* ist »dick«, der Blutpuls voll, und aufgrund der *Begen*-Dominanz unter den Mittelfingerpulsen in den Organen Milz und Leber ist der Puls flach, nicht voll und angespannt.

Begen-Mukpo-Störung

8) Pulsbild bei einer Blutstörung: Frequenz fluktuierend, Puls in seiner Kraft zusammenziehend, rollend und geschwollen. Der Fertilitätspuls ist praktisch identisch mit dem Blutpuls, der Fertili-

tätspuls allerdings eine Spur stärker in seiner Resonanz, der Blutpuls hingegen unmerklich langsamer in der Frequenz.

9) Charakteristika der Blutserumkrankheiten: Hier haben wir einen instabilen, zitternden Puls, der in seiner Palpitation angespannt ist.

10) Bakterielle Viruskrankheiten: Der Puls manifestiert sich wie »eingeklemmt«, einfassend und flach.

11) Lepröse Erkrankungen: Dieses Spektrum ist im Puls nicht voll, vielmehr lahm, instabil, zitternd und vibrierend. Diese Merkmale treffen häufig auf eine Lepraerkrankung zu.

■ Die sieben Pulse der epidemischen Krankheiten:

1) Der Puls des gestörten Fiebers (durch Überanstrengung oder Asthenie) ist voll, stark fluktuierend und geschwollen, im Inneren gerollt.

2) Das Pulsbild des expandierenden Fiebers ist schmal, straff und in der Tiefe verdreht.

3) Die Pulsqualität des epidemischen Fiebers ist schmal mit rascher Palpitation.

4) Das infektiöse und entzündliche Fieber geht einher mit eingeengter, flacher Pulscharakteristik, die die Eigenschaft eines scheinbar zweifach vorhandenen Pulses annimmt.

5) Bei scharfen Stichschmerzen, z.B. im koronaren Bereich, in der Lungengegend oder im oberen Rückenbereich, ist der Puls kurz und hechelnd – ähnlich der Atmung eines Hundes, der in der prallen Sonne gelegen ist.

6) Die Pulsmerkmale einer vorsätzlichen Intoxikation bestehen darin, daß die Palpitation rauh, »kurzatmig« und instabil ist. Aufgrund dieser Faktoren kann der Puls diffus sein und ist daher nicht transparent; diverse Formen sind möglich.

7) Nahrungsmittelvergiftungen, insbesondere mit Fleisch: Die Pulscharakteristik trägt die Merkmale schmal, schnelle Palpitation und phasenweise Aussetzung des Schlages, der sich in der Tiefe verliert, ähnlich einer Paralyse. Die Region der Intoxikation zeigt sich daran, daß unter dem analysierenden Finger die sogenannte Pulslähmung eintritt. Dies kann unter Umständen im Darmbereich sein.   **Pulslähmung**

■ Die sechs Pulse akuter Hitzestörungen:

1) Der Puls des unreifen Fiebers manifestiert sich als schmal, schnell fluktuierend und mobil ähnlich dem *Lung*, d.h. er ist flexibel in seiner Lokalisierung.   **unreifes Fieber**

2) Der Puls des extrem hohen Fiebers ist in seiner Form massig und in der Tiefe verdreht.

leeres Fieber 3) Beim sogenannten leeren Fieber transformiert sich das bestehende Fieber aufgrund einer prädominanten kühlen Potenz infolge der Ernährung (z. B. extremer Konsum kalter Getränke, von Ziegenfleisch, Schweinefleisch, Geflügel etc.), durch exzessives Blutschröpfen, übermäßigen Gebrauch von Laxanzien, außerordentliches Schwitzen, übertriebenes Fasten, Einnahme diverser Medikamente zur Fiebersenkung, was eine Ansammlung des Humoralsaftes *Lung* provoziert; es kommt zu einer Akkumulierung von Hitze. In der Regel ist ja die Kühle der Gegenspieler der Wärme; in diesem Fall jedoch verbündet sich die Kälte mit der Hitze. Obwohl *Lung* kühl ist, vermag er eine Zunahme der Hitze zu provozieren. Die Pulsqualität des leeren Fiebers zeigt schnelle Palpitationen und geht bei stärkerem Druck in Leere über; diese verkörpert den Einfluß des *Lung*; die schnelle Palpitation ist das Resultat der Hitze.

latentes Fieber 4) Das latente Fieber zeigt äußerlich kühle Symptome, innerlich ist es jedoch heißer Natur. Sein Puls ist in der Palpitation nicht hoch, und in der Tiefe verhält er sich verdreht.

5) Die Pulscharakteristika des chronischen Fiebers sind schmal und in der Tiefe gerollt.

ungleich-gewichtiges Fieber 6) Das ungleichgewichtige Fieber ist das Resultat zu früher Manipulierung eines unreifen Fiebers infolge zeitlich inadäquater Ernährung, unangemessenen Verhaltens und unpassender Behandlung. Zu diesem Ungleichgewicht kommt es in *Lung*, Blut und Serum. Die Imbalance verzerrt das Bild des Fiebers und konsequenterweise die Reaktionen im Organismus. Daher nennt man diese Art des Fiebers das ungleichgewichtige oder gestörte Fieber. Sein Puls ist schmal; im Inneren ist die Palpitation hastig.

■ **Die sieben Pulse der lokalisationsgebundenen Hitzekrankheiten:**

1) Beim sogenannten individuell lokalen Wundfieber findet sich ein Pulsbild, das dick, voll, straff und schnell in seiner Palpitation ist.

2) Die Charakteristika der lokalisationsgebundenen leichteren Schmerzen manifestieren sich als unklar und phasenweise passiv in der Palpitation; phasenweise kann auch ein doppelter Puls simuliert werden.

3) Bei Schädelverletzungen durch einen Sturz im Bereich des Muskelgewebes, der Knochenstruktur oder des Gehirnes manifestieren sich die Pulspalpitationen unter den jeweiligen Fingern des Arztes. Bei Verletzungen des Muskelgewebes ist der Zeigefingerpuls in seiner Frequenz stark und intensiv.

4) Bei Verletzungen im Knochengewebe erweist sich der Puls unterm Mittelfinger als gedreht.

5) Verletzungen im zerebralen Bereich äußern sich im Ringfingerpuls, der in seiner Palpitation schnell ist.

6) Eiter und Fieber in den organischen Bereichen wie der Lunge, den sechs Hohl- und fünf Vitalorganen bewirken intern und extern eine zittrige Pulskonstitution.   **zittriger Puls**

7) Desgleichen ist das Gefühl auf der Haut heiß, und der Puls hier ist schmal, schnell und kurz in seiner Frequenz.

■ **Die sechs Pulsarten des Kälte-Ungleichgewichts:**

1) Bei einer vor den Mahlzeiten auftretenden Kältestörung ist der Puls in seinem Naturell dick und straff.

2) Existiert ein chronisches Verdauungsleiden, sind die typischen Pulscharakteristika weich und schmal.

3) Bei Verschlimmerung einer chronischen Krankheit, die möglicherweise in einem Tumor resultiert, verhält sich dieser spezifische Puls schwach und entsprechend der anatomischen Lokalisation, die sich in dem jeweiligen Puls manifestiert, lahm.

4) Die nächsten drei Subgruppen umfassen die Ödeme, in diesem   **Ödeme**
Fall im ersten Stadium. Es handelt sich um Krankheitsbilder, bei denen es aufgrund unfiltrierter Nahrungsessenzen zu einem insuffizienten Energieschub kommt und körperliche Folgen auftreten. Der Puls reagiert demzufolge schmal.

5) Im zweiten Stadium der Wassersucht liegt unausgewogene Ernährung kombiniert mit falschem Verhalten vor, woraus ein chronisches Leiden erwächst. Das Pulsbild zeigt sich als in der Tiefe sinkend.

6) Die Wasserretention im dritten Stadium resultiert aus einem Ungleichgewicht verschiedener physischer und mentaler Komponenten, wie u.a. etwa *Karma*- oder dämonischen Assoziationen sowie Verbindungen zu negativ gesinnten Geistern. Dieses ganz spezielle Pulsspektrum ist in seiner Eigenschaft fest.

■ **Die vier Pulse prädominanter Krankheiten**, die zusätzliche Störung provozieren:

1) Eine Kältekrankheit, die aufgrund eines Ungleichgewichts in Ernährung und Flüssigkeitszufuhr etc. zu Erbrechen führt, hat einen Zeigefingerpuls in der oberen Körperregion, der schwach ist.

2) Bei der Kältekrankheit, die infolge von Disharmonie in der Ernährung Diarrhö hervorruft, sind die Ringfingerpulse in der unteren Körperregion schwach.

3) Hitzestörungen, die Erbrechen provozieren, tragen ein der Kälte-krankheit analoges Pulsnaturell.

4) Bei Hitzefehlfunktion, die zu Diarrhö führt, verhält es sich im Prinzip genauso wie bei der eben genannten Kältestörung.

■ Die sechs zweideutigen Pulsarten:

akute Blut-krankheiten

1/2) Was Zweideutigkeit bewirken kann, sind der sehr ähnliche Blut- und *Lung*-Puls. Zum Beispiel sind der Puls bei akuten Blut-krankheiten und der *Lung*-Puls an der Oberfläche beide klar. Bei sorgfältiger Analyse ist jedoch sehr wohl eine Differenz auszu-machen. Der akute Blutpuls ist zwar oberflächlich klar, aber in der Tiefe verdreht, und bei stärkerem direktem Druck ist eine Gegenreaktion spürbar. Der *Lung*-Puls ist im Kern leer und rea-giert daher auch bei erhöhtem Druck nicht.

3/4) Bei steigendem und leerem Fieber ist infolge der schnellen Pal-pitation eine Falschinterpretation möglich. Bei eingehender Prüfung ergeben sich jedoch markante Unterschiede. So ist der Puls des steigenden Fiebers zwar schnell, gleichzeitig jedoch auch stark und verdreht; bei Verstärkung des ausgeübten Drucks kommt es zu einer Reaktion. Im Fall von leerem Fieber weist der Puls ebenfalls eine schnelle Frequenz auf, ruft aber aufgrund der leeren Kernessenz keine spezifische Reaktion bei erhöhter Pression hervor.

chronische Blutkrank-heiten

5/6) *Begen*-Leiden und chronische Blutkrankheiten können ebenfalls einen ganz ähnlichen tiefen Puls bewirken. Bei gründlicher Untersuchung ergeben sich aber deutliche Unterschiede. Der Puls des *Begen*-Leidens ist tief, aber abnehmend in seiner In-tensität und langsam. Eine chronische Blutkrankheit mani-festiert sich ebenfalls mit tiefem Puls; dieser schlägt jedoch stärker und stabil. Diese Differenzen lassen sich dank langer Erfahrung sehr wohl feststellen und erlauben eine akkurate Prognose.

Fingerpulse

Nach den bis jetzt abgehandelten 47 Pulsarten nun zu den patholo-gischen Konsequenzen im Hinblick auf die festgestellten Fingerpulse der sechs Hohl- bzw. fünf Vitalorgane im oberen, mittleren und unte-ren Körperbereich.

Mit dem linken und rechten Zeigefinger prüft der Arzt den Herz- und Lungenpuls, um Krankheiten in diesem Bereich sowie der oberen Körperpartie festzustellen. Mit dem linken und rechten Mittelfinger identifiziert der Arzt Störungen im Leber-, Magen- und Milzbereich sowie in der mittleren Körperregion. Erkrankungen im Nieren-, Blasen- und Unterleibsbereich sowie in den unteren Körperpartien manifestieren sich für den Arzt in den Pulsen unter dem linken und rechten Ringfinger.

Die Fingerkuppen des Arztes werden ja in links und rechts unterteilt. Hinzu kommt die Klassifzierung der verschiedenen Seiten mit Wärme (links) bzw. Kälte (rechts). Die linke Seite hat die Aufgabe, die Krankheiten der Vitalorgane, die dem Hitzepuls zugeordnet werden, zu analysieren. Der Hitzepuls manifestiert sich in der Pulspalpitation nach außen zeigend – wie die Ausatmung der internen Wärme durch Nase und Mund. Aus diesem Grund werden die Vitalorganpulse der Wärme zugeordnet.

Die rechte Seite der Fingerkuppe interpretiert die Kälte. Die Pulse der sechs Hohlorgane besitzen eine Frequenz, die nach innen deutet, ähnlich der Einatmung der kalten Luft durch Mund und Nase; daher die Belegung der sechs Hohlorganpulse mit der Kälte. Mischformen können durchaus existieren. Die Hohlorgane beispielsweise sind jeweils mit dem zugehörigen kosmo-physischen Element assoziiert und vertragen sich aufgrund dieser Konstellation mit den Vitalorganen.

Es wurde ja schon über die spezifischen Pulsmerkmale, z.B. des *Lung*-Pulses, gesprochen. Analog verhält es sich mit den Humoralsäften *Tripa* und *Begen*. Auch sie weisen aufgrund der besonderen Schematik ihre eigenen Pulscharakteristika auf. Diese manifestieren sich intern. Ein externes Anzeichen ist etwa eine gräuliche, rauhe und rissige Zunge. Sie kann aber auch bläulich oder schwärzlich aussehen. Manchmal ist die Zungenmotorik eingeschränkt, was sich in Stottern äußern kann. Diese Symptome weisen häufig auf Erkrankungen im Herzkranz- und Dünndarmbereich hin.

An der Nase kann sich eine Störung in einer Blockade und in einem bräunlichen Aussehen kundtun. Lokalisiert werden die zugrundeliegenden Leiden oft in der Lungen- und Dickdarmregion. Rötliche, trockene Augen, gelbliche Augäpfel, Mühe beim Öffnen der Augen, tränende Augen, unscharfer Visus – all diese Faktoren können eine Störung im Leber- und Gallenblasenbereich anzeigen. Sind nun die Lippen eingerissen, dunkel, mit Wunden oder Bläschen übersät, handelt es sich häufig um Zeichen für ein Syndrom in der Milz- und Magengegend. Das innen schmerzhafte, vereiterte rechte Ohr (mit Tinnitus und leichter Taubheit) weist meistens auf Krankheiten im rechten Nieren- und Blasenbereich hin. Bei linksseitiger Lokalisation wird der Schluß gezogen, daß Störungen im linken Nierenbereich sowie in den Reproduktionsorganen vorliegen.

an der Nase

eingerissene Lippen

! • Der Zustand der Sinnesorgane zeigt sich vielfach an den Vitalorganen. Aufgrund der komplexen Zusammenhänge der verschiedenen Organe mit ihren kosmo-physischen Elementen ist
die linke Fingerseite mit den Vitalorganen und der Hitze verge-
sellschaftet, die rechte Seite mit den Hohlorganen und der Kälte.
Es kann passieren, daß eine Hitzekrankheit in den Vitalorganen
links mit einer Kältekrankheit in den Hohlorganen rechts zusammen auftaucht. Etwas Gegenteiliges – etwa eine Hitzekrankheit
im Hohlorgan und gleichzeitig eine Kältestörung im Vitalorgan –
ist in der Praxis und in der tibetischen Materia Medica nicht bekannt.

Lokalisierung unverzichtbar Die richtige Lokalisierung des Syndroms im oberen, mittleren oder
unteren Körperbereich ist unverzichtbar. Wohl gibt es Patienten mit
Hitzestörung in der oberen Körperpartie und Kältekrankheit im unteren Bereich. Ein umgekehrter Fall ist aber nicht bekannt. Neben dem
Erkennen der Pulsart, der allgemeinen und besonderen Pulsmerkmale sowie der vorherrschenden Störung ist auch die Erfolgskontrol-
le der Therapie am Puls wesentlich.

Schlägt der vormals schmale Puls jetzt voll, der kurze Puls lang,
der tiefe Puls nun an der Oberfläche, der gerollte Puls locker usw.,
so spricht dies für eine adäquate Behandlung. Verhält sich der
schmale Puls nun noch schmaler, der kurze Puls noch kürzer etc.,
ist die Therapie leider negativ verlaufen. Aber, wie gesagt, stets
äußerst genau und umfassend vorgehen, da es infolge der überaus
komplexen Situation relativ leicht zu Mißdeutungen kommen
kann.

Krankheiten wie Arthrose, Arthritis, chronisches Asthma, Diabetes
u.a. sind hier nicht extra klassifiziert. Das bedeutet natürlich nicht,
daß diese Leiden in der tibetischen Medizinwissenschaft nicht bekannt sind. In diesem Kapitel der tibetischen Pulsologie wurden die
allgemeinen Kriterien aufgelistet und kommentiert. In der Praxis
können diese Bilder und ihre dazugehörigen Spektren selbstver-
individuelle Variationen ständlich individuell variieren. Hinzu treten also immer die eine sehr
große Rolle spielende Erfahrung und Intuition des behandelnden Ex-
perten.

Der Todespuls

Der sogenannte Todespuls wird in drei Gruppen eingeteilt:
- Transformation der Pulspalpitation,
- fehlender Puls,
- aussetzender Puls.

■ **Die Transformation der Pulspalpitation:** Zeichen einer eventuell fatalen *Lung*-Störung können sich wie folgt äußern: Der Puls ist unregelmäßig und dick, bei Druck reagiert er leer. Phasenweise kann die Palpitation komplett aussetzen, dann wiederum kann der Schlag zeitweise zittrig sein, vergleichbar mit einer Flagge, die je nach Windstärke mal heftiger, mal weniger heftig flattert. Herrscht eine gravierende *Tripa*-Erkrankung vor, finden sich Merkmale wie hyperschnelle Frequenz, nicht selten derart rasch, daß Zählen fast unmöglich wird. Die Palpitation ist dünn und leicht zittrig. Der Schlag kann auch ein temporär aussetzen. Im Falle eines ernsten *Begen*-Leidens ist das Pulsnaturell langsam und unregelmäßig, wie bei einem Wassertropfen, dem unregelmäßig weitere Tropfen folgen. Zugleich kann der Puls auch zittrig sein.

Zählen fast unmöglich

Bei einer *Lung-Tripa*-Störung nimmt der Arzt einen zittrigen und verhaltenen Puls wahr, ähnlich einem Fisch auf dem Trockenen, der nach Luft ringt. Bei Zunahme des ausgeübten Drucks reagiert der Puls nicht. Dieser Status wird in der tibetischen medizinischen Terminologie als verlorener Puls bezeichnet. Ein Patient mit schwerer *Begen-Lung*-Krankheit zeigt Symptome wie weichen, zittrigen, kurzen und schnellen Pulsschlag. Die schnellen Intervalle wechseln sich ab mit Phasen des Aussetzens. Das typische Zeichen einer *Begen-Tripa*-Störung ist eine sprunghafte Pulsfrequenz, vergleichbar den Sprüngen eines Frosches. Der Puls befindet sich an der Oberfläche, ist langsam und zitternd. Die Palpitation setzt temporär auch aus.

verlorener Puls

Eine schwere *Lung-Tripa-Begen*-Störung imponiert durch einen endlosen, flexiblen, langsamen, zittrigen und leeren Puls (»wie der Speichel eines alten Ochsen«). An Menschen mit kräftiger Konstitution können plötzlich notfallmäßig schwere Krankheitsbilder auftreten wie Koliken, Atemnot und Erstickungsanfälle. In solch einem Fall ist der Puls extrem dünn und sehr schwach. Personen mit schwacher Konstitution aufgrund chronischer Krankheiten weisen ein an der Oberfläche liegendes Pulsnaturell auf, das transparent und stark ist. An einer chronischen Kältekrankheit Leidende zeigen einen starken und überfließenden Puls, analog dem einer Hitzekrankheit. Patienten, die an chronischer Hitzekrankheit laborieren, lassen ihren Zu-

überfließender Puls

stand an einem schwachen, gesunkenen Puls analog einer Kältekrankheit erkennen.

> **!** Beim Syndrom von Hitze in der Lunge, bei allgemeinen stechen-
> den Schmerzen, Fleischvergiftung, Magenkoliken infolge einer
> *Begen-* oder *Tripa*-Disharmonie ist ein Puls, der keine Krankheit
> erkennen läßt, sehr ernst und deutet meist auf einen letalen Aus-
> gang hin.

■ Fehlender Puls:

Wenn der den Vitalorganen zugehörige Puls aussetzt, fehlt oder
nicht reagiert, kann das ein Indikator für den bevorstehenden Tod
sein. Unabdingbar sind in diesem Zusammenhang aber auch die
wichtigsten Pulscharakteristika und die Symptome an den mit den
Vitalorganen assoziierten Sinnesorganen. Diese Faktoren bestimmen letztendlich das Bild, das eine Abschätzung der Überlebens-
chancen zuläßt.

Wechsel-
wirkungen
Daher also nunmehr ein Blick auf die Wechselwirkungen zwischen
den inneren Organen und den (äußeren) Sinnesorganen. Das Herz
hat den externen Partner Zunge. Sodann spielt hier – aufgrund seines verwandten kosmo-physischen Elements – noch der Dünndarm
eine Rolle. Die Lunge hat die Nase als Außenfaktor. Aufgrund der elementaren Konstellation findet sich in diesem Spektrum noch der
Dickdarm, der ebenso mit der Lunge wie der Nase verbunden ist. Mit
der Leber korrespondieren die Augen.

Vom elementaren Standpunkt aus steht hier die Gallenblase in Zusammenhang mit Leber und Augen. Schließlich existiert die Korrela-
tion zwischen der Milz und den Lippen. Aufgrund der kosmo-physischen Konstellation ist der Magen in Kontakt mit Milz und Lippen.
Die Nieren (innen) besitzen Verbindung zu den Ohren (außen). Gemäß den Elementen ist speziell die rechte Niere mit der Harnblase
assoziiert. Die linke Niere hingegen steht aufgrund ihres Elements
mit den Zeugungsorganen in Verbindung.

Unter-
suchungs-
ergebnisse
Untersuchungsergebnisse bei Patienten:
■ Herz- und Dünndarmpuls fehlen unter dem rechten Zeigefinger
des Arztes bzw. weisen keine Palpitation auf; die Zunge ist in der
Mitte ausgesprochen schwärzlich gefärbt; die Augen quellen hervor.
Dies deutet auf eine sehr schwere koronare Erkrankung mit Eintritt
des Todes innerhalb von 24 Stunden hin. Selbstverständlich ist dabei
die genaue Anamnese einschließlich Ernährung (die eventuell eine

Färbung der Zunge bewirken kann) extrem wichtig. Faktoren, die zu einer Fehldeutung führen könnten, sind also auszuschließen.

■ Fehlen unter dem linken Zeigefinger des Arztes der Lungen- und Dickdarmpuls, sind beide Nasenflügel des Patienten eingefallen und die Nasenhärchen statt nach unten nach oben gerichtet, dann korrespondieren wiederum die internen Merkmale mit den externen Symptomen, und dieses Zusammentreffen kündigt eine binnen zwei Tagen letal endende Lungenerkrankung an.

■ Gehen fehlender Leber- und Gallenblasenpuls einher mit Augen, von denen nur der weiße Augapfel sichtbar ist, und gerollten Augenbrauen, verrät dies eine in drei Tagen tödlich ausgehende Leberkrankheit.

■ Bei nicht existierendem Milz- und Magenpuls, hängender Unterlippe und leicht nach innen gedrücktem Sternum ist ein finales Milzleiden mit latalem Ausgang innerhalb von fünf Tagen wahrscheinlich.

■ Als typische Anzeichen einer Nierenerkrankung im Terminalstadium stößt der Arzt beim Examinieren des rechten und linken Nierenpulses auf keinerlei Resonanz; die Ohren sind wie taub und statt eng anliegend abstehend. Mit dem Eintritt des Todes ist innerhalb von acht Tagen zu rechnen.

■ **Aussetzender Puls:** Das generelle Pulsbild beinhaltet eine regelmäßige Fluktuation mit mehr oder weniger gleichmäßigen Intervallen. Liegt eine Unregelmäßigkeit in bezug hierauf vor (z.B. pausierende Palpitation), spricht der tibetische Arzt vom aussetzenden Puls. Er differenziert hier zwischen drei Niveaus:

drei aussetzende Pulse

■ aussetzender Puls, der eine bevorstehende Krankheit anzeigt,
■ aussetzender Puls, der dämonischen Einfluß erkennen läßt,
■ aussetzender Puls, der auf den Exitus hinweist.

Zur ersten Gruppe gehören also Krankheiten, die latent schon vorhanden sind. Die inneren Signale sind für den erfahrenen tibetischen Arzt in der Pulsdiagnose spürbar. Ist die Krankheit im Lungenbereich lokalisiert, manifestiert sie sich im Lungenpuls und provoziert während Intervallen keine Palpitation; der Schlag setzt aus. Wenn sich der Herd in der oberen Körperregion befindet, bleibt die Pulsfluktuation unterm Zeigefinger aus. Falls die Erkrankung im mittleren Bereich sitzt, manifestiert sie sich unterm Mittelfingerpuls. Anzeige unter dem Ringfingerpuls bedeutet Lokalisierung in der unteren Körperregion.

innere Signale

Ebenso mit Hilfe der Pulsanalytik differenzieren läßt sich bezüglich Muskel-, Knochen- und Hirngewebe sowie Knochenmark. So ist die Existenz des spezifischen Pulsbilds unterm Zeigefinger ein Hin-

weis auf betroffenes Muskelgewebe. Das typische Bild unterm Mittelfinger bedeutet Involvierung des Knochengewebes, und das charakteristische Pulsbild unterm Ringfinger weist auf in Mitleidenschaft ge-
zogenes Knochenmark- und Hirngewebe hin.

> Obwohl es in diesem Kapitel um den sogenannten Todespuls
> geht, beschreibt die eben dargestellte Situation keine unheilbare
> Krankheit. Nach der erfolgreichen Therapie und Rekonvaleszenz
> besteht also das vorher spezifische Symptom (das Aussetzen des
> Pulses) nicht mehr; der Puls schlägt wieder regelmäßig.

Beim aussetzenden Puls, der dämonischen Einfluß erkennen läßt,
soll vom allgemeinen Zustand ausgegangen werden; denn aufgrund
der immensen Komplexität ist der individuelle Faktor allzu verschie-
den. Der Einfluß böser Geister und Dämonen erweist sich aufgrund
der internen Kennzeichen als unabhängig von der anatomischen Lokalisation. Diese Arten von Störungen können sich in irgendeinem
Organ manifestieren, sei es in den Hohl- oder Vitalorganen, oder in
einem speziellen Pulsbild, das Aussetzen in unregelmäßigem Rhythmus aufweist. Gleichzeitig liegt das Merkmal vor, daß die Palpitation
in Frequenz und Stärke von der Norm abweicht.
    Die Palpitationseinheit kann variieren, kann z.B. einmal vier, dann
wieder fünf oder sechs Schläge betragen; ebenso kann die Intensität
des Schlages mal stark, mal schwach, mal moderat und mal intensiv
sein. Auch die Frequenz ist oft mal schnell, mal langsam. Dieser spezielle Puls verändert sich konstant in seiner Form und ist unsicher in
seiner Aussage.

> Auch dieser Pulssektor ist zwar dem Kapitel Todespuls zugeord-
> net, zeigt jedoch nicht den bevorstehenden Exitus, sodern eben
> den Einfluß böser und dämonischer Geister an.

Wenn sich der aussetzende Puls immer in demselben Organ manifestiert, ist dies in der Regel ein untrügliches Zeichen für das bevorstehende Ableben. Ist das Intervall, nach dem es zum Aussetzen
kommt, lang, droht der Exitus noch nicht in Kürze; kurze Intervalle
deuten auf den bereits nahen Todeszeitpunkt hin.

> Keinesfalls darf der Arzt einen Patienten mit Todespuls sofort als
> hoffnungslosen Fall aufgeben; vielmehr muß er bis zu dessen
> letztem Atemzug alles tun, um ihm zu helfen!

Gegen den dämonischen Einfluß ist ein besonderes buddhistisches Ritual erforderlich, das die bösen Geister vertreibt. Für die Patienten der zuerst genannten Gruppe (mit der bevorstehenden Krankheit) ist eine adäquate Therapie indiziert, um die Störung zu beheben. Ist diesen Schritten kein Erfolg (innerer Frieden, Glück und Harmonie) beschieden, so ist letztlich mit dem ultimativen Schritt Exitus letalis zu rechnen. **buddhistische Rituale**

Beim fehlenden und aussetzenden Puls äußert sich im Fall gravierender Kältekrankheiten der Pulsschlag profund in der Tiefe und unklar. In Notfällen wie etwa nach einem Sturz aus großer Höhe oder einem Autounfall, Schock, Angstzustand oder Bewußtlosigkeit reagiert der Puls tief innen und verdeckt. Er ist gleichzeitig diffus, also ohne Palpitation. Beim Spektrum der bösen Geister schlägt der Puls versteckt und bleibt im aktuellen Zustand ohne Resonanz, was aber nicht plötzlichen Tod bedeutet. Bei sorgfältiger, präziser Diagnosestellung und entsprechender Behandlung läßt sich sehr wohl eine Wiederherstellung der Gesundheit erreichen.

Der Dämonenpuls

Dieses Thema ist schwierig, denn manche Menschen können eine derartige Überzeugung nicht gelten lassen. Es soll deshalb allein vom tibetischen Standpunkt ausgegangen werden. Was alle Menschen vereinigen dürfte, ist der Glaube an die Existenz des Übersinnlichen. Dieses Phänomen ist abstrakt, existiert aber und wird von einigen als eine höhere Macht bezeichnet. Dieser Bereich ist ganz spezifisch auf den jeweiligen Kulturraum zugeschnitten. In der tibetischen Kultur kennt man 360 männliche und 360 weibliche Dämonen sowie 360 *Lu-dön* bzw. in Sanskrit *Naga*-Dämonen, zusammen also 1080 ganz verschiedene Dämonen. **das Übersinnliche** **Lu-dön**

Ätiologisch werden die Krankheiten, die kausal davon herrühren, in 101 Störungen eingeteilt. Die entsprechenden Therapien, die spezielle Zeremonien und Rituale beinhalten, können sehr wohl eine Heilung herbeiführen. Das typische Pulsnaturell, das man vorfindet, ist instabil und abrupt transformierend, unabhängig davon, ob die Analyse links- oder rechtsseitig vorgenommen wird. Die Palpitation ist unregelmäßig und ständig wechselnd, bleibt auch unbeeinflußt von der Lokalisation (oberer, mittlerer oder unterer Körperbereich tangiert). Unabhängig auch von den betroffenen Organen ist dieses Pulsspektrum omnipräsent.

Das für diesen Puls typische Frequenzverhalten beinhaltet auch das Aussetzen des Schlages, der abrupt und in unregelmäßigen Intervallen erfolgen kann. Dieses Pulsbild kann zudem die Existenz zweier Pulse besitzen. Der Puls kann ferner »wie angezogen« wirken. Gleichzeitig können *Lung*- oder epidemische Krankheiten etc., die dieses Pulsbild aufweisen, der dämonischen Kausalität zugeordnet werden. Zu beachten ist, daß jeder Mensch aufgrund seiner Individualität seine ihm eigenen Geister und Schutzgottheiten besitzt. Die Potenz von Dämonen, die diese Geister und Schutzgötter beeinflussen, kann sich bei der Pulsologie in den spezifisch damit assoziierten Organen widerspiegeln.

»angezogener« Puls

Diese Hauptklassifizierung der Dämonen wird aber noch weiter unterteilt im Hinblick auf Sitz, Herkunft und Einfluß der jeweiligen Dämonen. Die Eliminierung dieser Dämonen läuft vielfältig ab, beinhaltet aber primär die Vollziehung ganz besonderer Zeremonien, Rituale und *Mantras*. Unterstützend wirkt gesegneter Sakralnektar. Es kann auch vorkommen, daß dem betroffenen Menschen vom ausführenden hohen Lama gewisse sündenreinigende Aktionen abverlangt werden, um die Potenz der Dämonen zu schwächen. Zu nennen wären beispielsweise das Freilassen gefangener Kreaturen; das Erlassen aufgezwungener Gefangenschaft und die Rückgabe der natürlichen Freiheit oder auch die Unterstützung armer, minderbemittelter Mitmenschen.

Mantras Sakralnektar

Diese Aktionen wirken sich auch positiv aus im *Samsara* des *Karma*. Die jeweilige Kultur »weiß« meist, wie das Problem differenziert-nuanciert anzugehen ist. Die Kriterien betreffen die allgemeine Beurteilung der Störung; bei der individuellen Abklärung kommen noch unzählige weitere Aspekte und Faktoren zur Geltung, die in ihrem Kontext von Fall zu Fall beurteilt werden müssen. Man muß ferner wissen, daß hier abhängig der jeweiligen organischen Lokalisation der Zyklus der Mutter-Sohn-/Freund-Feind-Konstellation zum Zug kommt.

Der Seelenpuls

Der sogenannte Seelenpuls findet sich in den Arterien. Primär ist er mit dem Herzen verbunden. Von da führt sein Weg über die Halsaorta den Arm entlang zur Ellenschlagader am Handgelenk bis hin zum Ringfinger. Dort manifestiert sich der Seelenpuls für den Arzt. Der Sitz des Lebens liegt nach tibetischer Auffassung im Bewußtsein, das wiederum ruht in der Seele. In Tibet herrscht die

Überzeugung, daß der Seelenpuls bei »Verunreinigung« des Körpers die Seele via Ringfinger nach draußen entläßt, wo sie frei schwebt. Aufgrund der damit einhergehenden geschwächten Seelenmacht üben die nächtlichen Geister ihren Bann aus.

Der Seelenpuls (Rollbild)

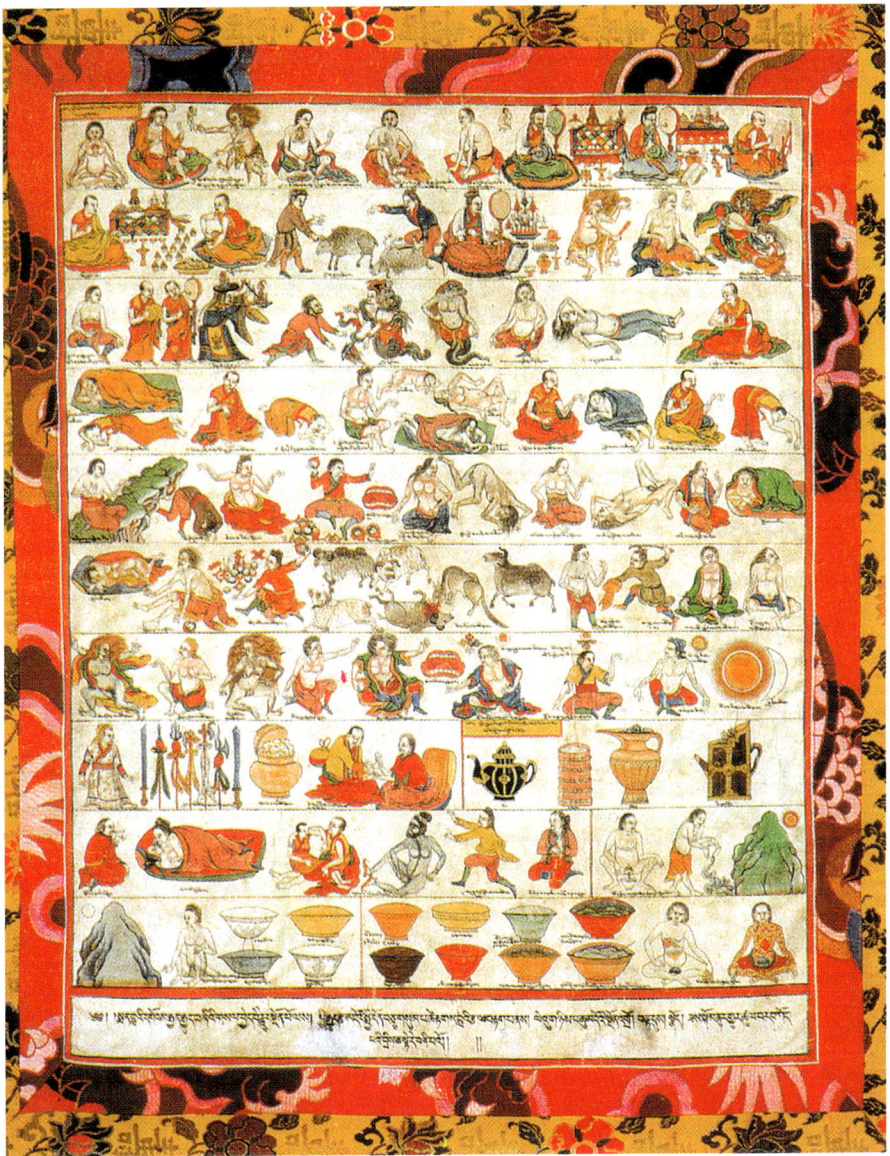

Die entwichene Seele, die als Gefangene dieser Geister angesehen wird, gilt es wieder heimzuführen. Dies geschieht durch bestimmte **Lebenspujas** Zeremonien wie *Lebenspujas*, wobei nach uralten, strengen Regeln vorgegangen werden muß. Diese nächtlichen Geister versuchen zwar der Seele zu schaden, bilden also in der Tat eine große Gefahr, jedoch können sie im Kern der Seele keinen wirklichen Schaden anrichten, d.h. nicht den Tod provozieren!

Schmuck Wenn man an Schmuck denkt, so hat auch dieser seinen eigentlichen Zweck nicht in der Dekoration des Körpers, sondern – man führe sich nur das Beispiel des Ringes vor Augen – seine ursprüngliche Aufgabe lag in der Blockierung der Seele, um ihr das Entweichen unmöglich zu machen. So bindet der Lama auch den Ringfinger ab, um das Entfliehen der Seele zu vereiteln.

Der Seelenpuls sagt uns, ob in einem menschlichen Körper noch Leben existiert. Das setzt voraus zu verstehen, wie Leben überhaupt zustande kommt. Durch unendliche Zyklen im *Karma* des *Samsara*, wo wir wiedergeboren wurden, ist unsere Seele jedoch ohne Freiheit. Wir erleben uns wie in einem Halluzinationszustand und bewegen **geistige** uns fortwährend im Universum, und wegen der spirituellen Unfrei-**Unfreiheit** heit tragen wir die emotionalen Gifte wie Unwissenheit in uns.

Bedingt durch diese Faktoren kommt es zur Reinkarnation in menschlicher Form. In dieser tragen wir das Leben mit seinem Bewußtsein und somit die Seele in uns. Die natürliche Identität des Lebens an und für sich sowie seines Bewußtseins ist die Seele. Diese läßt sich am Seelenpuls messen. Er verläuft wie geschildert via Herz- und Halsaorta entlang dem Ellbogen zur Ellenschlagader. Dank dieser Konditionen manifestiert sich der Seelenpuls mit Unterstützung der Seele. Verhält sich dieses Pulsbild harmonisch, bedeutet diese Regelmäßigkeit ein gutes, eben harmonisches Leben. Reagiert der Puls jedoch mal stark, mal schwach, mal an der Oberfläche, mal profund, mal schnell, mal langsam, ist dies untrüglich ein Zeichen eines beeinträchtigten Seelenpulses und damit einer gestörten Seelen- und Lebensunterstützung, was als Folge den Exitus provoziert.

Registriert der Arzt einen Seelenpuls, der von seiner angestammten Lokalisation flieht (d.h. es existiert dort keine Palpitation), zeigt dies eine Flucht der Seele an, also das Lebensende der betreffenden Person. Dies beruht auf der speziellen Konstellation, wonach das Leben von Bewußtsein abhängig ist, dieses wiederum von den Arterien. In solch einer Lage ist es essentiell, die in Mitleidenschaft gezogene Seele wieder zu befreien, indem angemessene Rituale und Zeremonien rezitiert und zelebriert werden.

Transformation in negativen Geist Weist der Patient ein Pulsbild auf, das ohne Resonanz bleibt oder keine Palpitation erkennen läßt, bedeutet dies eine Transformation des individuellen positiven Schutzgottes in einen negativen Geist. Versucht ein anderer Mensch, mit Hilfe von bösen Geistern einem anderen Schaden zuzufügen, dann ist auch dieses Pulsbild ein Symptom dafür. Bei einem Patienten mit rechtsseitigem Seelenpuls, der wie eingeklemmt wirkt, sich wie elektrisiert verhält und danach aussetzt, muß mit dem Tod des Vaters oder eines nahen Verwandten von seiten des Vaters gerechnet werden.

Bei linksseitigem Seelenpuls, der eingeengt schlägt und danach aussetzt, wird entweder der Sohn oder die Tochter oder aber die Mutter sterben. Wenn das Pulsnaturell links und rechts identisch ist, steht eine tödliche Verletzung durch ein Messer oder eine Waffe zu erwarten. Sofern der Puls nach einem Schlag konstant pausiert, kann auf eine Reduzierung des Wohlstands oder auf eine Verleumdung geschlossen werden.

Ein an Frauen rechtsseitig beobachteter eingezwängter, emporschnellender und aussetzender Puls ist ein Zeichen für einen Todesfall in der verschwägerten Verwandtschaft, also in der engeren Familie des Ehemanns. Weist eine Frau linksseitig einen eingeengten, dann wieder pausierenden Puls auf, so kann auf einen Todesfall in der näheren paternalen Verwandtschaft geschlossen werden. Gleichzeitiges Aufkommen des eingezwängten Pulses mit Aussetzung bedeutet den Tod des Sohnes oder des Ehemanns. Ist das Pulsnaturell, unabhängig ob links oder rechts, im Inneren leer und liegt an der Oberfläche, kündigt dies eine Verminderung des Reichtums an.

Der Puls, der nicht pausiert, aber eingeengt und angezogen ist, verheißt eine Verleumdung oder einen Prozeß. Verläßt der Puls seinen angestammten Platz und nimmt immer wieder einen anderen ein, manifestiert sich darin ein urplötzlich auftretender negativer Geist. Dicker und instabiler Puls markiert den Einfluß eines männlichen bösen Geistes. Besitzt der Puls die Merkmale rauh und kurz, hat sich ein weiblicher Geist eingeschlichen.

männliche und weibliche böse Geister

Herrscht hingegen ein Puls vor, der weder dick noch dünn, weder schnell noch langsam, weder stark noch schwach usw., also regulär und harmonisierend ist und wurde dies mindestens 100mal kontrolliert, darf man auf ein langes Leben schließen.

Diese Ausführungen betreffen das grobe Konzept. Allgemein läßt sich sagen, daß beispielsweise bei Personen über 50 Jahren das entsprechende Bild leicht variieren kann.

Die tibetische Urinanalyse

In der traditionellen tibetischen Humoralpathologie gibt der Urin ein makelloses, unverfälschtes Bild des Menschen ab – wie ein Spiegel des inneren Körpers. Für den tibetischen Arzt stellt der Harn daher ein ganz wichtiges Instrument der visuellen Diagnostik dar. Die ausgeschiedene Körperflüssigkeit ist ein überaus wichtiger »Datenträger« in bezug auf den Patienten; sie wird nach Farbkonsistenz, Blasen- und Schaumbildung, Struktur beim Verdampfen, Transparenz sowie Sedimentbildung analysiert.

Um ein optimales Bild des Patienten zu erhalten, gibt es Techniken in der Urindiagnostik, die die Beurteilung unterstützen bzw. fördern. In der tibetischen Materia Medica unterscheidet man auf diesem Gebiet acht Grobkonzepte:

acht Grob-konzepte

■ die einzuhaltende spezielle Diät, um das reflektierte Bild nicht zu verfälschen;

■ der Zeitpunkt des Wasserlassens, bei dem zwischen ungeeignetem und optimalem Zeitpunkt unterschieden wird;

■ das spezielle Gefäß, in dem sich der Urin befinden sollte;

■ die Transformation des Harns, die unter dem Einfluß interner oder externer Bedingungen ablaufen muß;

■ der Urin im gesunden Zustand;

■ der Urin im kranken Zustand;

■ das sogenannte tote Wasser;

■ der Urin des Dämons und der bösen Geister.

Die spezielle Diät

Diät am Tag zuvor

Am Tag vor der Harnanalyse ist eine Diät einzuhalten, um das Bild nicht zu verfälschen. Es ist daher ratsam, am Vortag auf starken Tee zu verzichten, und zwar weil der Tee die Potenz der Kühle in sich trägt und der Urin somit den Eindruck einer *Lung*-Störung hervorrufen könnte. Nach Genuß von Sauermilch kann der Harn infolge der Milchpotenz und der spezifischen Färbung aussehen, als liege eine *Begen*-Imbalance vor. Auf Wein, Schnaps und anderen Alkohol hin kann deren Wärme-Potenz zu der falschen Schlußfolgerung einer Blut-, Hitze- oder Gallenkrankheit führen. Diese Beispiele sind nur wenige unter vielen. Selbstverständlich existieren noch andere Nahrungsmittel und Getränke wie z.B. Orangen- oder Karottensaft, die sich aufgrund ihrer Potenzen und Konsistenzen auf den Urin auswirken können.

Das kann so weit gehen, daß sich der normale Harn stark verändert und nun das Bild einer Störung erweckt oder ein anderes Krankheitsbild als das eigentliche wiedergibt. Es ist deshalb am Vortag der Diagnostik auf bestimmte Nahrungsmitel und Flüssigkeiten am besten ganz zu verzichten. Fasten ist aber nicht nötig. Aus einer ungewohnten Fastenkur kann im Gegenteil eine Disharmonie von *Lung* und *Tripa* resultieren; auch Herzkrankheiten können auf diese Weise gefördert werden. Außerdem vermindert sich durch Fasten die Urinmenge, und der Harn kann dem Urin der Hitze ähneln.

Übermäßige geschlechtliche Aktivitäten sind ebenso wie andere körperlich belastende Tätigkeiten vor der Harnanalyse untersagt; auch übermäßig viel Gehen, Streß und seelische Belastung sowie zuwenig Schlaf sind obsolet. Alle schon erwähnten Punkte bezüglich der Ernährung sowie des Verhaltens sollten befolgt werden. Nicht minder wichtig ist, ungewohnte Speisen und Getränke nicht zu konsumieren.

Ernährungsverhalten

Der nächtliche Urin ist unbrauchbar zur Beurteilung, da die Verdauung vom Vortag noch nicht abgeschlossen ist und somit das Resultat verfälscht wird. Der Morgenurin eignet sich dagegen bestens zur Diagnostik; er reflektiert deutlich den inneren Zustand.

Der Zeitpunkt des Wasserlassens

Bei der Harnanalyse ist, wie schon gesagt, auf die Schaumbildung, die Sedimentansammlung, die Farbkonsistenz und das Entstehen von Blasen zu achten. Die meisten Informationen erhält man – das sei nochmals betont – zum Zeitpunkt des Sonnenaufgangs. Die Strahlen des Sonnenlichts sollen den Behälter mit dem Urin treffen; mit ihrem natürlichen Schein sind sie das beste Licht für eine akkurate und ergiebige Untersuchung. Sollte sich dies in der Praxis nicht

helle
Umgebung

einhalten lassen, ist es trotzdem wichtig, die Harnanalyse in einem von der Sonne durchfluteten Raum oder in einer hellen Umgebung durchzuführen.

Das spezielle Gefäß

Weil der Harn von dem tibetischen Arzt ohne jegliche technische Hilfsmittel, sondern nur per Augenschein untersucht wird, ist es extrem wichtig, ihn in einem weißen oder transparenten Gefäß aus Porzellan bzw. Glas aufzubewahren. Der Behälter darf kein Muster aufweisen, muß geruchsfrei und absolut sauber sein. Obwohl die Untersuchung ohne jegliche technische Hilfsinstrumente erfolgt, ist es möglich, präzise Daten zu erhalten.

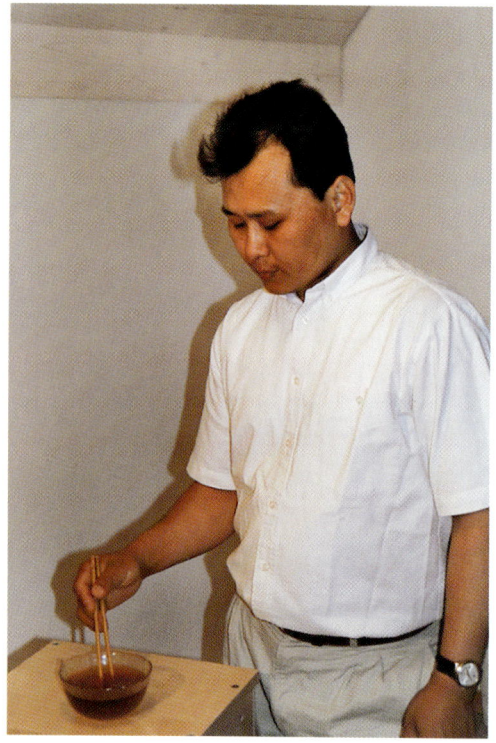

Falls sich der Urin in einem Ton- oder Messinggefäß oder in einem farbigen, geruchsbehafteten oder schmutzigen Behälter befindet, ist es unmöglich, eine exakte Untersuchung vorzunehmen, da hierdurch das Bild verfälscht wird.

Nicht minder wichtig ist, daß kein andersfarbiges Licht auf den Urin fällt, da dies den Informationsträger »vernebelt«. Steht kein geeignetes Gefäß zur Verfügung, legt man auf den Boden des Behälters eine leichte weiße Unterlage aus Stoff oder ähnlichem. Ohne diese Einlage wäre der Urin unbrauchbar.

! In der tibetischen Medizinwissenschaft wird die Reaktion des Harns beobachtet, wenn man ihn mit einem Stäbchen umrührt. Auch die benötigten Instrumente müssen hygienisch

Dr. Amipa bei der Urinanalyse

einwandfrei sind. Holz, dessen Saft noch herausfließt, und Material, das abfärbt, kommen nicht in Frage. Die Stäbchen müssen weiß bzw. naturbelassen sein, auf jeden Fall nicht gefärbt.

Die Transformation des Harns

Die aufgenommene Nahrung wird mit Hilfe der Humoralsäfte *Begen*, *Tripa* und *Lung* verdaut und verflüssigt. Der dekomposierende *Begen* zerkleinert die Nahrung, der digestive *Tripa* verdaut sie, und der feuerähnliche *Lung* unterstützt Verdauung, Absorption und Verteilung im Körper. Die nicht raffinierten Partikel gelangen in den Verdauungstrakt. Der dickflüssige Anteil wird via Dickdarm als Stuhl aus dem Körper ausgeschieden. Der dünnflüssige Anteil gelangt vom Dünndarm über die Nieren zur Blase und wird als Urin entleert.

In der Leber verwandeln sich die Nahrungsessenzen in Blut und werden aufgespalten nach hoher und niederer Qualität. Die bessere Qualität transformiert sich in Gewebe, und die schlechtere sammelt sich in der Gallenblase. Dort wiederum wird nach »positiv« und »negativ« unterschieden. Die positive Qualität verwandelt sich in Serum, die negative in Sedimente und sammelt sich in der Blase.

positive und negative Qualität

Bei Hitzekrankheiten reagieren Blut und Galle, indem die Essenz reduziert wird und die schlechte Qualität der Nahrungsessenzen zunimmt. Dadurch kommt es zu einer deutlichen Zunahme der Sedimentenbildung. Der Urin als Stoffwechsel-Endprodukt und seine Konsistenz sind also eng mit der Ernährung assoziiert. Die Sedimentenbildung im Harn geht einher mit der Funktion von Leber, Blut und Galle. Bei einer Hitze- oder Kältestörung wirkt sich dies auf die Sedimentenkonsistenz aus und kann so diagnostiziert werden.

Die Konsistenz des Sediments läßt – aufgrund der Funktion von Leber, Blut und Galle – ein metabolisches Ungleichgewicht erkennen. Trübes, sich stark ansammelndes Sediment deutet auf ein akutes Hitze-Ungleichgewicht. Dies wird dadurch bestätigt, daß nach einer gegen die Hitze-Imbalance gerichteten Therapie das Sediment abnimmt. Kumuliert das Sediment nach mehreren Therapien gegen Kälte-Diskrepanz jedoch weiter, kann eine Disharmonie des physischen Gleichgewichts durch den Humoralsaft *Lung* vorliegen.

Der Patient sollte seinen Körper stets gut beobachten und darauf achten, was ihm bekommt und was ihm schadet, und zwar in jeder Hinsicht, sei es alimentär oder medikamentös!

Selbstbeobachtung

Der Urin im gesunden Zustand

Beim Wasserlassen ist der Urin warm, hat die Konsistenz frisch gemolkener Milch der Yakkuh, ist von weißgelber Farbe und klarer, wäßriger Beschaffenheit. Sein Geruch ist penetrant und typisch – ähnlich Schafstall-Geruch. Der Harn dampft moderat. Die vorkommenden Blasen sind durchschnittlich groß. Die Schaumbildung ist gleichmäßig und wenig ausgeprägt. Die Sedimentenbildung ist regelmäßig

Beim Abkühlen des Urins und der Evaporisation bleibt er weißgelblich, behält seine klare Beschaffenheit. Die Evaporisation geschieht in einem regelmäßigen Ablauf rund um den Rand des Gefäßes.

bläulich – gelblich – weißlich

Soviel zum Harn im ungestörten, also gesunden Zustand. Bei älteren Menschen ist der Urin zusätzlich leicht bläulich, bei jüngeren Jahrgängen leicht gelblich verfärbt. Der Urin von Kindern hat eine leicht weißliche Farbnuance.

Der Urin im kranken Status

Hier sind wiederum drei Aspekte zu betrachten:
- die generelle Beschaffenheit,
- die Wärme bzw. Kälte,
- der Ausschluß von falschen Interpretationen oder Verwechslungen.

Es existieren drei spezifische Zeitpunkte der Urinuntersuchung sowie neun spezifische Untersuchungsmethoden:
- der frische, noch warme Urin – also unmittelbar nach dem Wasserlassen,
- der sich langsam abkühlende, noch lauwarme Urin,
- der abgekühlte, also kalte Urin.

Der frische Urin

Beim frischen, dampfenden Urin werden die Hauptaspekte Farbe, Konsistenz, Geruch- und Blasenbildung registriert. In der Phase der Evaporisation, zwischen Frische und völliger Abkühlung, nimmt die Konzentration des Harns zu, ebenso ändert sich die Farbe.

Unmittelbar nach dem Wasserlassen wird der frische und warme

Urin primär auf seine Farbbeschaffenheit hin geprüft. Eine leicht bläuliche Farbe weist in der traditionellen tibetischen Medizin auf eine *Lung*-Störung hin. Besitzt der Urin hingegen eine gelbliche Farbe wie der Saft des Heckengewächses *Berberis Jamesiana Forrest* oder seiner Artverwandten *Berberis tsarica Arendt*, deutet dies auf ein *Tripa*-Ungleichgewicht. Zeigt sich der Urin milchig-weiß, spricht man von einer hellen *Begen*-Krankheit. Rötlicher Harn, ähnlich dem Endprodukt der gekochten Erdgesteinsart *Cinnabaris* oder dem Holzsaft von *Rubia coldifolia*, läßt in der tibetischen Humoralpathologie an ein Blut-Ungleichgewicht denken. Zeigt sich der Urin jedoch gelblich, so ist dies ein Indiz für eine Disharmonie im Flüssigkeitshaushalt. Im Fall von bräunlichem Aussehen wird dies als braune *Begen*-Krankheit interpretiert.

helle und braune *Begen*-Krankheit

Die Humoralstörung *Lung* manifestiert sich in einer bläulichen, die Humoralstörung *Tripa* sich in einer gelblichen, die Blut-Imbalance in einer rötlichen, die Humoralstörung *Begen* in einer weißlichen Färbung. Die Humoralstörung des braunen *Begen* zeigt das Vorliegen aller vier Ungleichgewichte zusammen an. Bei einer Blutkrankheit und gleichzeitig bestehendem faulem *Begen* ist die Farbbeschaffenheit bleich, der Geruch penetrant. Urin mit der Farbe blau-gelblich verweist auf eine kombinierte *Lung-Tripa*-Erkrankung. Ist er hingegen blaßblau, kann auf eine *Begen-Lung*-Disharmonie geschlossen werden.

Bei rot-gelblichem Aussehen muß man an eine Blut-*Tripa*-Fehlfunktion denken. Falls der Harn von blaßgelber Farbe ist, gilt dies als Zeichen für eine *Begen-Tripa*-Diskrepanz. Finden wir einen weiß-rötlichen Urin vor, signalisiert das eine *Begen*-Blut-Krankheit. Bei braunschwarzer Verfärbung spricht der tibetische Arzt von einer Intoxikations- oder einer schwarzen Serumerkrankung.

schwarze Serumkrankheit

Haben wir einen Urin, der an der Oberfläche blau-gelblich, in der Tiefe jedoch hell ist oder aber eine bunte Form von intensivem Blau-Gelb-Rot aufweist, bedeutet dies die Existenz diverser Störungen. Bei ölähnlicher Konsistenz, also konzentrierter dunkelgelber Farbe mit einer unklaren Nuance, ist von einer epidemischen und aggravierenden *Tripa*-Krankheit auszugehen. Ist der Urin rot mit einem gelben Stich, konzentriert und mit einem unangenehmen Geruch behaftet, sprechen wir von einem expandierenden Fieber. Wenn der Urin hingegen gelb mit einem roten Stich ist, gehen wir von einem dynamischen Ungleichgewicht des Körpers aus. Bei schwarzer Tintenfarbe oder schillerndem Bunt ähnlich dem Regenbogen bedeutet dies eine allgemeine Vergiftungserkrankung.

Übermäßig viel Dampf im Urin ähnlich einer Thermalquelle kann die Harnanalyse unmöglich machen! Dies deutet auf sehr hohes Fie-

Dampf im Urin

ber hin. Wenig Dampf heißt wenig Fieber. Bescheidene Dampfent-
wicklung, die nach einem bestimmten Zeitraum noch nicht nachge-
lassen hat, erinnert an latentes oder chronisches Fieber. Bei moderatem Dampf, der sich binnen kurzem verflüchtigt, spricht man von einer kalten *Begen-Lung*-Disharmonie. Schwankt die Dampfmenge, ist
dies in der tibetischen Medizin ein Indiz für eine Hitze-Kälte-Krank-
heit.

Sollte es in der Praxis notwendig sein, daß der Urin zur Analyse
warm ist, kann man den erkalteten Urin aufwärmen.

Bei durchdringend penetrantem, Unwohlsein auslösendem Geruch dürfte eine beträchtliche Hitzestörung vorliegen. Riecht der
Urin hingegen kaum oder überhaupt nicht, bedeutet dies ein
Kälte-Ungleichgewicht. Reflektiert der Urin exakt die Gerüche der
aufgenommenen Nahrung, heißt das: Unterfunktion bezüglich
der Verdauung. Wenn die Ausscheidung nach oxidiertem Eisen
riecht, ist auf eine *Lung*-Imbalance zu schließen. Der Geruch nach
geröstetem Getreide weist auf eine *Tripa*-Störung hin. Gerüche
ähnlich wie bei Parasitenbefall müssen an eine *Begen*-Disharmo-
nie denken lassen.

Bei diversen kombinierten Humoralstörungen dominiert ein fettiger
Geruch. Bei blutähnlichen Gerüchen existiert eine Blut-Imbalance.
Geht vom Harn ein eiterähnlicher Geruch aus, bedeutet dies eine infektiöse eitrige Krankheit. Ein »zerebraler« Geruch charakterisiert eine schwere infektiöse Erkrankung. Reflektiert der Urin Sellerie-ähnli-
chen, beißenden Geruch, weist das auf ödematöse Störungen hin.

In der tibetischen medizinischen Terminologie existiert ein ganz
spezifisches Synonym für den Begriff Blasenbildung im Kontext
»Blume« Harnanalyse: Blume. Wird der noch frische Urin durch Umrühren
»Rinder- und manipuliert und formieren sich dabei große Blasen (»Rinderaugen«),
Fischaugen« ist von einem *Lung*-Ungleichgewicht auszugehen. Ähneln die Blasen
stark Fischaugen mit dichtem Auftreten zahlreicher kleiner Blasenge-
bilde, die sich beim Rühren sofort auflösen, so ist in der tibetischen
Humoralpathologie die Rede von einer *Tripa*-Krankheit. Wird der
Rührvorgang von einem Prickeln begleitet, spricht dies für ein infek-
tiöses Syndrom. Wenn die Blasen hingegen sputumähnlich und von
heller Konsistenz sind, expandieren und sich nicht sofort wieder auflösen, liegt eine *Begen*-Disharmonie vor. Bei rötlichen Blasen existiert
eine Blutstörung. Bunt wie ein Regenbogen schillernde Blasen weisen auf eine vorsätzliche Intoxikation hin.

Falls die Blasen auseinanderstreben, anstatt in der Mitte zu bleiben
(ähnlich der Taubenschar, wenn der Adler sich auf sie stürzt), ver-

heißt dies eine expandierende Krankheit. Wird das Umrühren des Harns von einem Prickeln begleitet und lösen sich die Blasen sofort auf, zeigt dies eine Hitze-Imbalance an. Nur leises oder fehlendes Prickeln deutet auf eine Kälte-Disharmonie.

Der abkühlende Urin

Im zweiten Stadium der Harnabkühlung sieht man als Sediment Partikel, die ähnlich wie ein Wattebausch, Wolle, Haar oder auch Sand aussehen.

> Egal in was für einem Zustand sich der Patient befindet, Sedimente sind immer da, nur in jeweils unterschiedlich starkem Maße.

Bei Hitze-Ungleichgewicht beobachtet man extensive Sedimentbildung. Dabei gilt ein Volumen »wie Ziegenhaar im Wasser« in der tibetischen Materia Medica als Hinweis auf *Lung*-Instabilität. Ähnelt die Konsistenz der Sedimente Schurwolle, die sich im Wasser befindet, sich im Zentrum leicht bewegt und den Grund vernebelt, so wird von Blut-*Tripa*-Diskrepanz gekoppelt mit Hitze gesprochen. Weist die Sedimentbildung auf weißes Pferdehaar im Wasser hin, ist grell und reflektierend, so daß der Visus beeinträchtigt ist, bezeichnet man dies als *Begen*-Kälte-Krankheit. Präsentieren sich die Sedimente hingegen ähnlich wie Watte mit langem, beweglichem Schweif, zeigt das ein Lungen-Hitze-Ungleichgewicht an. Falls die Ablagerungen eiterähnlich sind, ist auch auf einen Eiterherd zu schließen. Wenn jedoch die sedimentären Ablagerungen den Eindruck dichten feinen Sandes mit bläulicher Färbung auf dem Grund erwecken, wird dies in der tibetischen Pathologie als Nierenkrankheit gedeutet. Ähneln die Sedimente Muscontum oder Vemiculitum, artverwandten Erdgesteinssorten, weisen also eine beige-braune Farbe auf, signalisiert das eine venöse Niereninsuffizienz, was auch geschlechtliche Aktivitäten behindern kann.

»Ziegenhaar«

eiterähnliche Ablagerungen

> Im tibetischen Volksmund gibt es das medizinische Sprichwort: »Weist das Sediment einen goldstaub-ähnlichen Satz auf, dann bedeutet dies ein langes Leben.« Sind die Ablagerungen oberflächlich, ist eine Störung im oberen Körperbereich gegeben. Sammeln sich die sedimentären Ablagerungen im mittleren Bereich, deutet dies auf eine Disharmonie im zentralen körperlichen Gebiet hin.

> Wenn die Sedimente wie vergorener Joghurt aussehen und dicht und fein sind, muß dies an eine humorale Gleichgewichtsstörung denken lassen – assoziiert mit den sieben Gewebskomponenten mit *Lung*-Dominanz.

Falls der Sedimentniederschlag im oberen, mittleren oder unteren Abschnitt extrem dicht ist, zeigt dies untrüglich eine Hitze-Diskrepanz an. Lediglich moderate Ablagerungen – egal auf welchem Niveau – beweisen eine Kältekrankheit. Das Aussehen des Sediments entspricht dem des Urins. Bei rötlichem Harn sind auch die Ablagerungen derart gefärbt. Bei Lokalisation im oberen Teil ist auf eine Lungen-, Herz- oder epidemische Krankheit zu schließen. Rötlicher Urin und Sedimente gleichen Aussehens im mittleren Abschnitt erinnern den Arzt an eine Leber-Blut-Krankheit.

Bei rötlicher Sediment- und Urinkonsistenz im unteren Teil darf auf eine Nieren- oder epidemische *Begen*-Krankheit geschlossen werden, die Symptome wie geistige Verwirrung, Ignoranz und Lethargie hervorrufen kann. Bei Vorliegen einer gleichzeitigen Urin- und Sedimentkonsistenz ähnlich dem »Blutdampf«, spricht die tibetische Medizin von einer ausgeprägten Leberstörung. Wenn die Sedimente eine stark gelbe Färbung aufweisen, bedeutet dies eine schlimme *Tripa*-Störung mit Symptomen wie Juckreiz, dunkler Hautfarbe, Haarausfall, dunklen Nägeln und starkem Abmagern. In diesem Fall sind die Aussichten nicht gut, da die Krankheit schon auf Knochen und Haut übergegriffen hat.

Verwirrung, Lethargie

Von *Tripa*-Disharmonie wird gesprochen, wenn die gelblichen Ablagerungen einen Stich ins Weiße aufweisen; in diesem Fall können Haut und Augen gelblich aussehen. Sind die Ablagerungen jedoch grünlich, ist von einer Intoxikation auszugehen.

> Der Schaum ist das Endprodukt der Fettabgabe der sieben physischen Komponenten im Urin (wie bei gekochter Milch, deren Fett sich als Schaum manifestiert). Befindet sich im frischen Harn feiner Schaum auf der Oberfläche, so bedeutet dies eine Kältekrankheit. Dichter Schaum signalisiert eine Hitze-Disharmonie. Bei Vorkommen von exzessiv dichtem Schaum, so daß sich eine Stecknadel oder ein Grashalm herausfischen ließen, ohne den Schaum zu zerstören, liegt extrem hohes Fieber vor. Schaum solider Beschaffenheit, von dem z.B. fett- oder getreideähnliche Gerüche ausgehen, zeigt eine Störung an, die keiner medikamentösen Therapie bedarf, weil sie sich selbst wieder einreguliert.

Fehlt diese Geruchsemission aber, ist eine Medikation angesagt. Wenn sich der Schaum ohne Zutun separiert, liegt wahrscheinlich ein Tumor vor.

Der Urin im kalten Zustand

Hier ist wieder zwischen drei Aspekten zu differenzieren:
- die Zeit bis zum vollständigem Erkalten des Urins,
- die Veränderung des Harns während dieser Zeitspanne,
- die Beschaffenheit des Urins im kalten Zustand.

Der zunächst noch frische und warme Urin verändert sich in der Phase bis zum vollständigen Erkalten in seiner Konzentration. Verändert sich die Harnkonzentration schon vor der Evaporisation, bedeutet dies eine Hitze-Diskrepanz; Transformation erst nach der Evaporisation zeigt eine Kältekrankheit an. Gleichzeitiges Ablaufen dieser Vorgänge ist ein Indiz für Hitze-Kälte-Ausgewogenheit, also gesunden Zustand.

Es existiert an sich kein dünner oder dicker Urin; mit dem Aufbewahrungsgefäß wird jedoch in dieser Richtung differenziert: Wenn sich der Harn von einem Punkt am Rand ausgehend langsam »transformiert« und dies an der ganzen Oberfläche geschieht, spricht der tibetische Arzt von dünnem Urin – Zeichen einer sogenannten kalten Krankheit. Bewegt sich die Transformation hingegen von unten nach oben hinauf, handelt es sich um dicken Urin, und es herrscht eine akute heiße Krankheit vor. Beginnt die Veränderung gleichfalls in der Tiefe, verläuft dann aber in der Mitte, so markiert dies ein chronisches Fieberleiden. Es hat sich aufgrund des chronischen Verlaufs in die physischen Gewebskomponenten hinein ausgedehnt. dünner und dicker Urin

Veränderung der Sedimentkonsistenz vor Umwandlung des Urines muß an eine gekoppelte Hitze-Kälte-Störung denken lassen. Findet überhaupt keine Veränderung statt oder ist der Urin trüb bzw. nicht transparent, sind dies Merkmale für ein ausgedehntes Fieberleiden im oberen, unteren, inneren oder äußeren Bereich des Körpers. Auch kann eine chronische oder ungleichgewichtige Kältekrankheit vorliegen. Hitze-Kälte-Störung

Die Kältekrankheit kann sich zum Beispiel in kalter chronischer Diarrhö manifestieren. Der Einfluß von Dämonen und bösen Geistern zeigt sich im gleichen Krankheitsbild. Das Leiden der schwarzen Serumstörung äußert sich genauso. Desgleichen finden wir bei zu großer Gier, sprich sexueller Hyperaktivität, ebenfalls keine Umwandlung des Urins bzw. er ist nicht klar.

! Generell bedeutet die fehlende Veränderung des Harns u.a. auch,
● daß ein gesunder Zustand besteht. Es ist daher nur dem Experten
möglich, diese subtile Differenzierung vorzunehmen und andere
Einzelheiten des Krankheitsspektrums korrekt zu interpretieren.

Die verschiedenen Stadien der Urinanalyse – vom frischen, dampfenden Urin bis hin zum vollständig erkalteten Harn – sind für den Arzt wichtige Datenträger. Hochkonzentrierter kalter Urin beweist eine Hitzekrankheit. Bei dünnem Urin herrscht ein Kälteleiden vor. Ist der Urin klar und wasserähnlich, liegt eine kalte *Lung*-Störung vor.

Urin Nierenkranker Bei Kindern, die noch gestillt werden, ist Harn trüb, unklar. Bei Nierenkranken riecht der erkaltete, veränderte Urin faulig und ist ganz leicht mit Sedimenten durchsetzt.

Die heißen Krankheiten manifestieren sich in frischem, dampfendem Urin von rötlicher oder gelblicher, dickflüssiger Beschaffenheit mit penetrant schlechtem Geruch, großer, langanhaltender Dampfstruktur, zahlreichen schmalen, dünnen gelblichen Blasen, ähnlich Fischaugen, die sich nach Umrühren schnell auflösen, mit intensiver Sedimentbildung, Schaum, der sich rollend zur Mitte hin ansammelt, mit sich nur allmählich auflösender Wärme und Dampf. Nach dem Erkalten wird der Urin dieses Typs leicht bräunlich und dickflüssig.

Die kalten Krankheiten gehen mit einem dünnflüssigen Urin einher, der im warmen Zustand eine weißliche oder bläuliche Färbung trägt. Dampf und Geruch sind schwach ausgeprägt. Die großen Blasen lösen sich nur langsam auf. Sediment- und Schaumbildung sind dünn und minimal. Die Transformation findet erst in der kalten Phase statt. Dann ist die Färbung bläulich und dünnflüssig.

! Achtung: Falschinterpretationen oder Verwechslungen müssen
● unbedingt ausgeschlossen werden!

■ Ein in seiner Farbstruktur weißes Urinbild mit einem bläulichen Stich, das also auf eine Kältekrankheit hinweist, kann gleichzeitig intensive Sedimentbildung besitzen. Aufgrund des Sedimentfaktors haben wir es hier mit einem verborgenen, überdeckten Fieber zu tun, das nur oberflächlich die vermeintlichen Symptome eines Kälte-Ungleichgewichts trägt.

rot-gelblicher Harn ■ Bei einem rot-gelblichen Urinnaturell – Merkmal einer Hitzestörung –, jedoch mit schwachem Geruch und fehlender Sedimentenbildung, muß aufgrund der Geruchs- und Sedimentkonsistenz richtigerweise von einer Kältestörung ausgegangen werden. Bei oberflächlicher Analyse läßt der Harn Indikatoren für eine heiße Krankheit erkennen; bei detaillierter Analyse entpuppt sich die vermeintliche Hitze-Disharmonie jedoch als Kältestörung.

■ Mitunter lösen sich bei rot-gelblichem Urinbild mit weiteren Kennzeichen einer Hitzestörung Wärme und Dampf auf; die Transformation des Harns läuft nur ganz gemächlich in der kalten Phase ab, oder aber die Farbstruktur ist bläulich, und zusätzlich bestehen Merkmale einer Kältekrankheit; die Veränderung findet aber statt, noch bevor Dampf und Wärme verstrichen sind. In diesem Fall hat man es mit latent vorherrschendem Fieber zu tun.

■ Manchmal zeigt der Urin eine rot-gelbliche Farbe zusammen mit weiteren Symptomen einer Hitze-Disharmonie; aber auch bei längerem Umrühren bilden sich keine Blasen. Dieser Befund deutet auf ein in der Tiefe existierendes Fieber hin. Bei weiß-bläulichem Spektrum mit zusätzlichen Symptomen einer Kältestörung, doch auch nach längerer Manipulation ausbleibender Blasenbildung, muß eine chronische oder sich ausdehnende Kältestörung vermutet werden.

■ Rot-gelblicher Harn mit Symptomen eines Hitze-Ungleichgewichts, jedoch intensivem Schaum läßt auf eine Krankheit infolge übermäßiger Körperhitze schließen: Das überschüssige Körperfett wirkt sich durch sein Schmelzen in den physischen Komponenten schlußendlich als starker Urinschaum aus.

■ Bei einem weiß-bläulichen Urinbild mit sämtlichen Symptomen einer typischen Kältekrankheit, aber extrem dickem Schaum darf nicht auf Hitze-Disharmonie erkannt werden; vielmehr ist der Schaum das Resultat unverdauter Butter im Magen-Darm-Trakt. Dieser Urinschaum weist eine Struktur wie der von Milch auf. **weiß-bläulicher Harn**

■ Hat der Schaum eine Struktur ähnlich der Oberfläche von Honig, ist das ein Anzeichen ungenügender Verdauung von Butter und Milch im Organismus. Von gelb-schwärzlichem Schaum kann auf eine schlechte Fleischverdauung geschlossen werden. Ein Schaumbild, das in seiner gelblichen Farbstruktur dem Eidotter ähnelt, ist als Symptom für die Malabsorption von Fett und sehr nahrhaften Speisen zu betrachten.

Immer wieder hat der Arzt zwischen sogenanntem leerem Fieber und Blutfieber zu unterscheiden; beide weisen identische rötliche Urinfärbung auf. Die Bedeutung des leeren Fiebers ist bereits erklärt worden; der Humoralsaft *Lung* fördert es. Der Harn ist also in diesem Fall rötlich, jedoch gleichzeitig transparent, sehr klar und dünnflüssig. Die entstehenden Blasen sind groß. Bei Blutfieber ist der Urin zwar ebenfalls rötlich, aber leicht trüb; die Sediment- und Dampfbildung ist intensiv, die Blasen sind eher schwach. Abgesehen von der Farbstruktur gibt es zahlreiche Unterschiede, die sich bei eingehender Untersuchung herauskristallisieren und eine korrekte Diagnose ermöglichen.

■ Bei der braunen *Begen*- und der schwarzen Serumkrankheit ist der Harn bräunlich. Die braune *Begen*-Krankheit geht jedoch mit einen dickflüssigen Urin einher, der penetrant schlecht riecht. Die schwarze Serumkrankheit zeigt den bräunlichen Ton im Urin, er ist aber transparent, am inneren Rand des Gefäßes leicht rosa und von nur schwachem Geruch.

zusätzliche Symptome wichtig

■ Generell sind bei Nieren-, Leber- und Milzkrankheiten aufgrund der identischen Urinfarbe Verwechslungen möglich. Daher sind die zusätzlichen Symptome ausschlaggebend. Bei einer Nierenstörung ist der Urin rötlich und leicht trüb, die Sedimentbildung läuft in der Tiefe ab. Eine Leberkrankheit manifestiert sich durch einen ebenfalls rötlichen Urinton mit weißlichem oder schwärzlichem Stich, die Sedimentstruktur ist breit vorhanden und transparent. Ein Milzleiden hat ein rötliches, aber sehr klares Urinbild (oft mit grünlichem Ton), die Sedimente befinden sich im mittleren Teil des Gefäßes.

■ Bei latentem Fieber, *Begen-Lung*-Leiden oder Kältekrankheit ist der Urin jeweils bläulich. In einer gründlichen Analyse sind jedoch markante Differenzen feststellbar. Bei latentem Fieber sind die Blasen schmal und lösen sich schnell auf, der Schaum ist intensiv. Bei kombiniertem *Begen-Lung*-Leiden sind die Blasen groß und verschwinden nur allmählich, Sedimente findet man allenfalls in minimalem Ausmaß. Die Kältekrankheit hat zwar einen Blauton in der Farbkonsistenz, ist aber sonst hell in der Beschaffenheit und trägt eine dünnflüssige Urinidentität. Aufgrund dieser Fehlerquellen sind also auch in diesem Fall die Beachtung der zusätzlichen, ausschlaggebenden Symptome von extremer Wichtigkeit.

Das sogenannte tote Wasser

wie verfaultes Leder

Das sogenannte tote Wasser weist eine Farbstruktur ähnlich der des Blutes auf. Sein Geruch entspricht dem von verfaultem Leder. Die Sedimentbildung ist stark. Solch ein Urinbild verlangt eine Behandlung wie bei Hitzekrankheiten, und dies durch Diät, Verhaltenstherapie, Medikation und Chirurgie, wobei das Element Kälte vorherrschen sollte. Bei nicht progressivem Krankheitsverlauf und unverändert bestehendem Urinbild in bezug auf Geruch, Farbe usw. muß man mit letalem Verlauf der Hitzekrankheit rechnen. Wenn sich das Sediment verringert, die anderen Symptome aber andauern, bedeutet dies ebenfalls einen tödlichen Ausgang aufgrund des vorherrschenden Hitzeleidens.

Ein Diagnose-Beispiel: Farbe bläulich; Geruch, Dampf, Sedimente und Blasen jeweils nicht vorhanden. Solch ein Naturell verlangt ein Gegenmittel für Kältekrankheiten, also vermehrte Zuführung von Hitze durch Diät, Verhalten, Medikation und Chirurgie. Sollten diese regulativen Maßnahmen nicht fruchten und das Urinbild unverändert lassen, kennzeichnet dies das Ende für den Patienten.

Bei einem Urinbild, das in seiner Farbkonsistenz dem Saft von gekochtem Grüngemüse entspricht (dunkelblau) und Risse an der Oberfläche aufweist, ist ein *Lung*-Leiden offensichtlich. Hat der Harn die Farbe von Saft lange gekochten Rhabarbers, der nach Erkalten Risse an der Oberfläche bekommt und dickflüssig wird, und kommen reine und unreine gelbliche Sedimentpartikel mit fauligem Geruch vor, kann auf eine tödliche *Tripa*-Krankheit geschlossen werden.

Eine andere Konstellation: Urin rot – wie die Farbe des Erdgesteins *Cinnaberis*; nach Zugabe von Wasser Verfärbung; an der Oberfläche entstehen rißähnliche Strukturen, Geruch faulig. Alle diese Faktoren weisen auf ein hartnäckiges, ernstes Blutleiden hin.

roter Harn

Symptome für eine schwere *Begen*-Krankheit sind Harn mit einem hellbläulichen Stich und eine Sedimentstruktur analog verdorbener Milch.

! Bei Urin ähnlich schwarzer Tinte und Auskristallisierung von klaren und trüben Partikeln wird auf eine tödlich verlaufende Vergiftung geschlossen. Herrschen bei penetrantem Fäulnisgeruch während des Wasserlassens keine Schmerzen im renalen und vesikalen Bereich, kann fast mit Sicherheit auf ein Urinbild geschlossen werden, das zum Tod führen wird.

Bei Nierenkrankheiten – sei es der Patient leidet an einer Hitze- oder an einer Kältekrankheiten – ist es sehr wohl möglich, daß sich der Urin stark verändert. In derartigen Fällen bedeuten diese Harnbefunde nicht »totes Wasser«. Unter anderen Faktoren wird auch auf das Geräusch beim Urinieren geachtet. Das ist aufschlußreich und unterstützt die Entschlüsselung der vorherrschenden Störung. Diese Leiden müssen immer behandelt werden, da in vielen Fällen ein positiver Verlauf eintritt.

Geräusch beim Wasserlassen

Der Urin des Dämons und der bösen Geister

*Der Urin des
Dämons
(Rollbild)*

Da dieses Thema überaus komplex ist, soll versucht werden, dieses Kapitel dem Leser so einfach und verständlich als möglich näherzubringen.

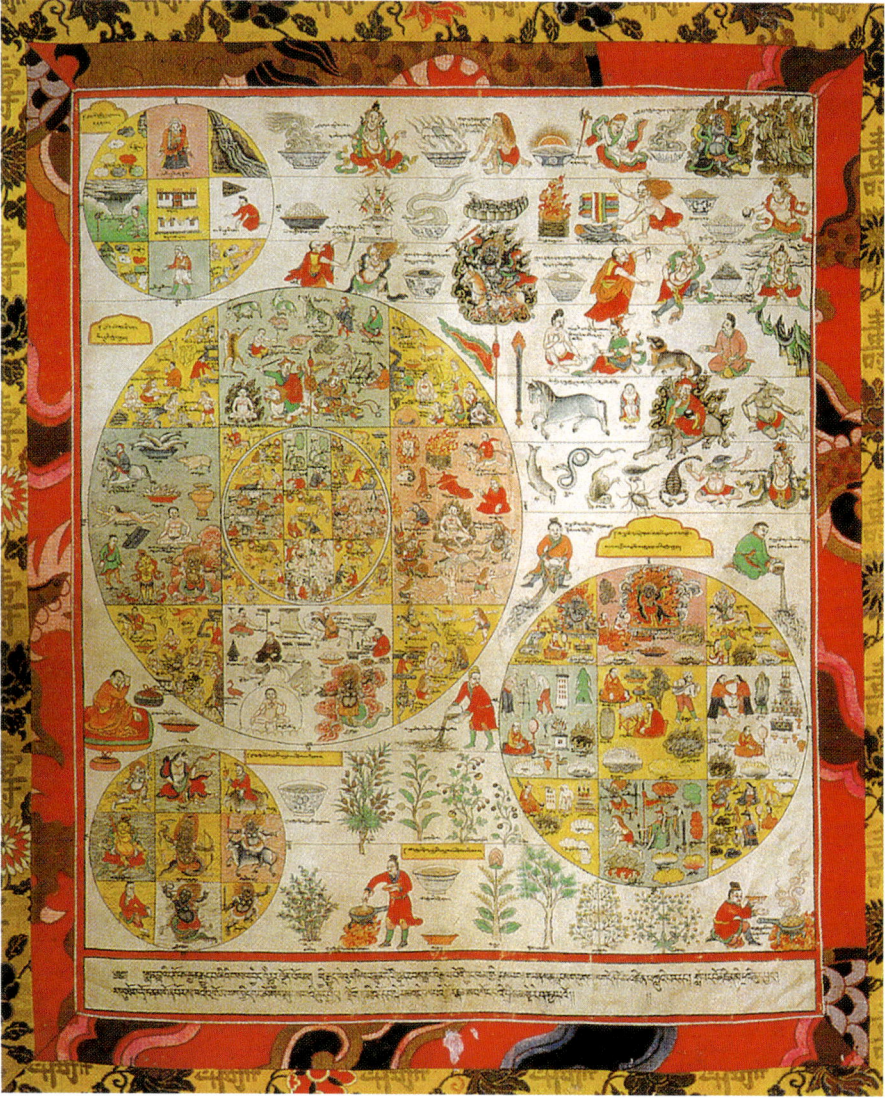

Der dämonische Urin wird symbolisch als Schildkröte angesehen, und zwar als eine auf dem Rücken liegende. Das hängt damit zusammen, daß vor Jahrhunderten *Buddha Manjushri* in einer seiner zahlreichen Aussagen und Belehrungen die große Schildkröte als Symbol der Wurzel des globalen Wissens nannte. Der Kopf der Schildkröte zeigt nach Süden; ihr Schwanz ragt nach Norden. Die rechte Lunge nimmt die Richtung nach Osten ein, die linke Lunge die nach Westen. Die vier Füße sind in die dazwischenliegenden Himmelsrichtungen ausgestreckt.

Die östliche Richtung besitzt das Element Holz, die westliche das Eisen. Der Süden trägt das kosmo-physische Element Feuer in sich, die nördliche Himmelsrichtung das des Wassers. Die vier Grenzen, die die Füße markieren, haben die Konstellation der Erde in sich. In diesem Kontext sind die Astrologie und Astronomie von großer Bedeutung. In der tibetischen astrologischen Wissenschaft nehmen neben den Gestirnen auch die kosmischen Elemente einen wichtigen Platz ein.

Ein ganz wichtiger Aspekt auf diesem komplizierten Terrain ist daher die Richtung, die der Urin beim Wasserlassen nimmt. Beim Mann wird die Richtung, die sein Harn während des Wasserlassens einschlägt, als die des Ostens angesehen, bei der Frau als die des Westens. Bei Männern zählt das Element des Holzes, bei Frauen das des Eisens. **die Richtung beim Urinieren**

Die Deutung der Himmelsrichtungen basiert auf den schon genannten Erklärungen von *Buddha Manjushri*. Von der männlichen Perspektive ausgehend, verkörpert das auffangende Gefäß die auf dem Rücken liegende Schildkröte. Der Urin des Mannes wird mit der Himmelsrichtung Osten in Verbindung gebracht. Dort, wo der Harn auftrifft, wird das Gefäß nun so gedreht, daß dieser Punkt als Kopf der Schildkröte fungiert. Der Kopf nimmt, obwohl nach oben zeigend, symbolisch die Richtung Süden ein. Das so gedrehte Gefäß wird nun in neun Felder unterteilt. **neun Felder**

Das obere rechte Feld verkörpert den Sitz der Gottheiten, das mittlere rechte Feld die menschlichen Wesen, und das untere rechte Feld (das den Raum zwischen Osten und Norden darstellt) das Gebiet der Dämonen.

Das obere linke Feld, das zwischen Süden und Westen liegt, ist der Sitz der Dämonen der Toten. Das mittlere linke Feld, also das des Westens, beherbergt die örtlichen Dämonen, also des Hauses, oder – anders bezeichnet – die *Nagas* (Erdgottheiten). Das untere linke Feld, zwischen Westen und Norden liegend, ist speziell der Platz der Erdgottheiten (*Nagas* etc.). **Nagas**

Haus der Vorfahren

Das obere mittlere Feld ist das Haus der Vorfahren, das zweite mittlere Feld verkörpert den Sitz des eigenen Dämons, und das untere mittlere Feld beherbergt die Dämonen der eigenen Kinder. Diese, allesamt der männlichen Perspektive entspringenden Felder müssen nun effizient angewendet werden.

Neben diesen Feldern oder Häusern gilt es, Aspekte wie die Farbe des Urins, die Blasenstruktur, die Sedimentbildung, das Vorkommen von Schaum sowie Art, Grad und Geschwindigkeit der Urinveränderung zu berücksichtigen. Dabei ist darauf zu achten, ob die Sedimente die erwähnte Ähnlichkeit mit Fischaugen aufweisen.

Ebenso ist zu beachten, ob sich der Urin so verhält, als sei der Behälter geschüttelt oder der Harn umgerührt worden. Der Arzt muß sich merken, in welchen Feldern/Häusern Veränderungen stattfinden. Transformationen im Haus der Götter weisen drauf hin, daß einem der eigene Schutzgott oder der seiner Eltern schadet. In solch einem Fall sind uralte, genau vorgeschriebene buddhistische Zeremonien und Rituale erforderlich, um die Schutzgottheiten zu besänftigen.

Haus der Götter

Haus des menschlichen Wesens

Finden die Veränderungen im Haus der menschlichen Wesen statt, zeigt dies, daß männliche und weibliche Dämonen einen negativen Einfluß ausüben. Dieser läßt sich durch bestimmte sakrale Regeln beheben.

Beobachtet man die Veränderungen im Haus der Dämonen, bedeutet dies: Eine herausragende verstorbene Persönlichkeit von Weltrang ist als Dämon wiedergeboren worden und fügt der betreffenden Person Schaden zu. Dies kann unter Ausübung eines bestimmten religiösen Rituals ausgeschlossen werden.

Bei Konsequenzen im Haus der Vorfahren kam es zur Reinkarnation von Vorfahren als Dämonen, und diese üben nun in bestimmten Bereichen wie z.B. im Haus, in der Erde oder im Vermögen ihren negativen Einfluß aus. Diese Konstellation kann auch bedeuten, daß sich ein anderer Mensch über den psychischen Faktor intensiv bemüht, der betreffenden Person auf diesen Gebieten zu schaden.

Haus des eigenen Dämons

Transformationen im Haus des eigenen Dämons besagen: Das Tragen von Kleidungsstücken Nahestehender – seien es Angehörige oder enge Freunde – ist zu unterlassen, da sie eine negative Kraft entfalten; denn die Dämonen haben Besitz von jenen Kleidungsstücken ergriffen und lassen über sie ihre Kräfte wirken. Reaktionen im Haus der eigenen Kinder teilen mit, daß Dämonen naher Verwandter mütterlicherseits Schaden anrichten.

Haus des Toten

Veränderungen im Haus der Toten beweisen die negative Einflußnahme von Dämonen von Bestattungsorten. Sind Veränderungen im Feld der Hausdämonen zu beobachten, so lautet die Schlußfolgerung: Erdgötter – sogenannte Nagas usw. – üben auf dem eigenen Grund und Boden negative Kräfte aus.

Feld der Haus-dämonen

> Es kommt nun darauf an, diese verschiedenen Bereiche und Dämonen zu lokalisieren und zu identifizieren. Die Ausschaltung der schädlichen Einflüsse ist, wie bereits gesagt, je nach Dämonenart mit ganz bestimmten, jahrhundertealten buddhistischen Zeremonien möglich. Ein Ritual zur Besänftigung eines schädlichen Erdgottes beispielsweise sieht so aus, daß ihm ein Lama-Priester an einem Ort abseits des jetzigen Aktionsradius symbolisch eine Bleibe errichtet, der Erdgott mit bestimmten Zeremonien dorthin geleitet und ihm dort in regelmäßigem Abstand mit Gebeten und Zeremonien Respekt bezeugt wird.

Wie schon dargelegt, existieren vier Himmelsrichtungen und vier Grenzrichtungen dazwischen, insgesamt also acht Himmelsrichtungen.

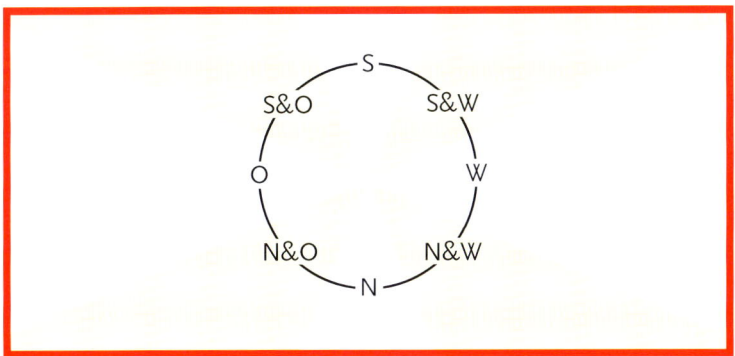

Sind in einem Diagramm zum Beispiel im Teil Osten Abweichungen bezüglich Farbe, Blasenstruktur, Schaumkonsistenz, Sedimentvorkommen und Dampfbildung ersichtlich, ist daraus zu folgern: Der König der Dämonen sowie andere mächtige Geister üben ihre negative Kraft aus. Finden hingegen Veränderungen im südlichen Teil statt, zeigt dies einen schädlichen Einfluß weiblicher Dämonen sowie von Geistern, die einen bestimmten Ort bewohnen, von einer diesen Ort aufsuchenden Person Besitz ergreifen und bei diesem Menschen kurz darauf eine schwere Krankheit auslösen.

Transformationen im Westen bedeuten schlechte Einflußnahme von *Nagas*, den Haupt-Antagonisten der Religion. Im nördlichen Teil

Religions-Antagonisten

weisen Veränderungen auf eine schädliche Potenzierung weiblicher Dämonen, die sich in Gewässern aufhalten, sowie kannibalischer Dämonen hin. In südöstlicher Richtung üben der König der Dämonen, weibliche Dämonen sowie Ortsdämonen, die eine besuchende Person befallen und sie ernsthaft erkranken lassen, ihren negativen Einfluß aus. Im Südwesten sind allgemeine Dämonen, der Teufel sowie Waldgeister aktiv. In nordwestlicher Richtung herrschen *Naga*-Dämonen, kannibalische Dämonen sowie der Dämon, der den Feind der Religion verkörpert. Im Nordosten regieren in schädlicher Weise die Erdgötter und Heimdämonen, *Vidyadharas*. Eine Aufhebung dieser starken negativen Kräfte ist mit jeweils spezifischen *Mantra*-Rezitationen und dazugehörigem Zeremoniell, ausgeführt von einem Lama-Priester, zu erzielen.

Vidyadharas

Gewissermaßen auf der dritten Ebene nun zu den Transformationen im besonderen. Eine Veränderung der Urinkonsistenz in Form einer unruhigen Reaktion (»Blasen von starkem Wind«) verweist auf den negativen Einfluß weiblicher Dämonen.

Das Erscheinen eines schwarzen Punktes im Zentrum des Urins während der Phase der Veränderung ist ein Zeichen dafür, daß der schädliche Aktionsradius einer *Bön*-Schutzgottheit oder von Schutzgottheiten buddhistischer Mönche betroffen ist. Die *Bön*-Religion war ja die Urreligion Tibets, die vor dem tibetischen *Mahayana*-Buddhismus existierte, dem Vorreiter des heutigen *Dharma*.

Dharma

Ist der Punkt aber weiß statt schwarz, bedeutet dies negative Einflußnahme eines Geistes, der durch Hexenkraft eines anderen gesteuert wird. Bei schwärzlichem Boden mit weißlicher Oberfläche, die während der Veränderungsphase die Form eines Berges annimmt, weist dies auf die negative Potenz der eigenen Schutzgottheit hin. Manifestiert sich die Transformation in Form einer Lotusblüte, geht das auf die aufgestaute Aggression der Schutzgottheit zurück.

mondähnliche Sedimente

Wenn die Sedimentbildung eine mondähnliche Form annimmt, besagt dies: Verfolgung einer schützenden Gottheit. Ein stilisierter Juwel deutet auf eine Kontamination hin. *Vajra*-ähnliche Form spricht für Verärgerung des Schutzgottes beim geistigen Lehrer des Betroffenen. Die Form einer Triangel beruht auf heftigen Klagen wegen eines Fluches anderer.

Nach der Transformation befindet sich der Urin in ausgeglichenem Zustand. In dieser Phase trifft den Harn der erste Sonnenstrahl. In diesem Zeitabschnitt nun werden verschiedene Formsymbole sichtbar, die ihrerseits wieder aussagekräftige Prognosen liefern können. Wie erinnerlich, sprechen wir ja stets vom ersten Morgenurin.

»Pfauenschwanz«

Ist z.B. ein Pfauenschwanz sichtbar, zeigt dies die Verfolgung einer weiblichen Gottheit oder eines schwärzlich-violetten Dämons. Eine

Formgebung ähnlich seidenen Fransen verweist auf die dunkle Kraft teuflischer Geister. Eine Sedimentkonsistenz analog einer Eisenkette bedeutet negative Beeinflussung eines weiblichen Gottes. Eine speer- oder schwertähnliche Form beweist die schädliche Kraft eines männlichen Dämons. Eine stilisierte Ziege steht für den negativen Effekt des Schutzgottes seines Feindes. Die Formierung des Wipfels des Thuja-Lebensbaumes zeigt die Aggression der Gottheit seines Geburtsortes.

Die Strukturierung einer dreiblättrigen verschlungenen Lotusblume sagt etwas über die Verfolgung der mütterlichen Gottheit aus. Eine Bewölkung, die die Farbe geschmolzener Butter trägt – umgeben von einem hellen runden Schein, der von den Farben Weiß, Rot und Blau durchdrungen ist –, deutet auf die dunkle Macht des Königs. Das Bildnis einer beschienenen Ritze in der Wand weist auf den Geist und Hüter eines Ortes hin, der Besitz ergreift von einer diesen Ort besuchenden Person und bei dieser daraufhin eine schwere Krankheit heraufbeschwört. Die Struktur der Fransen einer tibetischen Gebetsflagge manifestiert die dunkle Macht eines *Naga*-Dämons. Eine Skorpion-ähnliche Form bedeutet die negative Dominanz eines *Naga*-Dämons. Das stilisierte Rehgehörn steht für die schädliche Wirkung des Königs der herumwandernden Dämonen aus der Gattung der lokalen Götter. »Lotusblume«

Die Formierung zweier kleiner, miteinander verbundener Gefäße interpretiert der Untersucher als die böse Macht von Gnomen. Die Reflektierung eines gelochten, runden Spiegels besagt: Verfolgung durch weibliche Gewässer-Dämonen. Die Bildung einer tibetischen Gitarre oder Geige unterstreicht die unheilvolle Potenz eines weiblichen Geistes. Stilisierte kleine Fische, ein weißes Muschelhorn, Kaulquappen oder kleine Schildkröten bezeugen die schädliche Wirkung von Erddämonen. Die Formgebung eines Krokodils oder einer Wasserschlange erinnert an die Verfolgung durch *Naga*-Dämonen. Wolkenähnliche Strukturen in der Sedimentkonsistenz weisen auf Anfälle hin, die durch Verunreinigung provoziert werden können. »Wasserschlange«

Pfeile oder Drahtbürsten zum Kämmen von Wolle bedeuten die Verfolgung durch weibliche und männliche Dämonen. Viele Augen sagen aus, daß einem die Feldgötter schaden. Ein Pflock, Senfkörner, ausgebreitete oder angehäufte Perlen beziehen sich auf die Kraft von Dämonen, die beeinflußt werden von neidischen oder schadenfrohen Menschen. Stirnähnliche Bildnisse verweisen auf kraftvolle *Mantras*, die von Menschen rezitiert werden, um *Nagas* anzurufen, um sie für ihre Zwecke zu mißbrauchen. Wasserbüffel bedeuten die Reinkarnation von Dämonen, die aus Zwist und Unstimmigkeiten zwischen Lehrer und Schüler geboren wurden. »Wasserbüffel«

All diese Beispiele sollen die Vielfalt der Möglichkeiten aufzeigen, die in irgendeinem der neun Häuser eintreffen können. Wichtig ist, sich die Lokalisation zu merken, damit aufgrund von jahrhundertealten Ritualen diese Heimsuchungen punktuell eliminiert werden können. So sind zum Beispiel im oberen rechten Haus der Götter Formen wie Skorpion, Rehgeweih etc. Ausdruck für Dämonen, die Besitz von den Göttern ergriffen haben, und in dieser Form schaden. Im unteren rechten Haus der Dämonen bedeuten die Spitze des Muschelhorns oder eine auf einer Ziege reitende Gottheit erzürnte Götter, die via Dämonen ihre unheilvolle Wirkung ausüben.

Eine weitere, äußerst komplexe Ebene betrifft die Konstellation des dämonischen Urins assoziiert mit den kosmo-physischen Elementen sowie den jahreszeitlichen Phasen in bezug auf Farbstruktur, Schaumvorkommen, Sedimentbildung, Transformation und Dampfkonsistenz.

Findet keine Umwandlung statt und sind keine Strukturen erkennbar, bedeutet dies: Die Dämonen halten sich verdeckt, was auf eine delikate, sehr sensible Situation hinweist.

Generell ist anzumerken, daß die Vitalorgane wie etwa die Lunge mit der Pulsanalyse besser untersucht werden können. Hohlorgane wie z.B. der Magen-Darm-Trakt lassen sich dagegen genauer per Urindiagnostik prüfen. Speziell die Lebenserwartung ist besser prognostizierbar anhand der Pulsdiagnose. Kälte- oder Hitzekrankheiten manifestieren sich deutlich sichtbar im Urin. Selbstverständlich sind diese Störungen auch im Puls feststellbar, aber eben nicht optisch. Ohne eine gründliche Kenntnis dieser weitgespannten Materie ist eine erfolgreiche Analyse jedenfalls völlig undenkbar!

Dr. Amipa's Tibetische Produktelinie

Im Zentrum des Produkt-Symbols befindet sich eine der »elitärsten« Heilpflanzen in der tibetischen Pharmakologie, *Terminalia chebula* (Myrobalan). Sie verkörpert gleichzeitig die Tibetische Medizinwissenschaft. Der innere Kreis versinnbildlicht die primäre Ursache aller Krankheiten, die Unwissenheit. Die drei Felder im Kreis symbolisieren die Früchte der Unwissenheit – die drei Geistesgifte Haß, Gier und Ignoranz – mit ihren tierischen Symbolen Schlange, Vogel und Schwein.

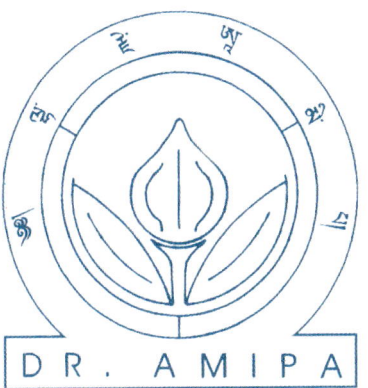

Das Logo für Dr. Amipa's Tibetische Produktelinie

Gleichzeitig stehen sie für die physiologischen Verbindungen der Geistesgifte, also die hauptsächlichen Humoralsäfte *Lung, Tripa* und *Begen*. Diese Felder versinnbildlichen desgleichen die Hauptenergiekanäle, in denen u.a. die Humoralsäfte zirkulieren: *Rho-ma, U-ma* und *Ghang-ma*. Dieser Kreis weist auch auf die enge Verbindung der Medizin mit dem Buddhismus hin – den Kreislauf des *Samsara* (Lebenszyklen) mit seinen Reinkarnationen und das Rad des Buddhismus (das *Dharma-Rad*).

Die Heilpflanze im Zentrum symbolisiert die Ausmerzung von Krankheiten und ihren Ursachen; sie führt daher zu innerer und äußerer Harmonie. Ebenso trägt der Medizin-Buddha diese wichtige, hochwirksame Heilpflanze in seiner rechten Hand.

Dr. Amipa's Tibetische Produktelinie enthält von S.H. dem 14. Dalai Lama, S.H. dem (inzwischen verstorbenen) 16. Gyalwa Karmapa, S.H. dem 41. Sakya Trizin und etlichen Seiner Vorgänger sowie dem ehrwürdigen Sakya Rinpoche Sherab Gyaltsen Amipa gesegnete Essenzen. Diese hochpotenten Essenzen intensivieren die Wirkung der Tees noch.

Thang 1/Four Season Tea – bei rheumatischen Beschwerden

- revitalisiert körperliche Wärme und Hitze
- bei ungenügender Blutzirkulation
- gegen Erkältung, Katarrh, Husten und Schnupfen
- stellt die geschwächte Widerstandskraft wieder her

- steigert die Abwehrkräfte bei Klimaschwankungen
- kräftigend, befreiend, wohltuend
- neutralisiert *Begen*-(Schleim-)Störungen

Thang 2/Day Tea – Stoffwechseltee
- entschlackt und entgiftet
- erfrischend und revitalisierend
- reguliert das infolge von Streß beeinträchtigte Verdauungssystem
- beruhigend und streßlösend
- stärkt das vegetative Nervensystem
- verdauungsfördernd (gegen Blähungen etc.)
- fördert den Kreislauf
- stabilisiert *Tripa*-(Galle-)Störungen

Thang 3/Evening Tea – Schlaf- und Nerventee
- gegen Nervosität, nervliche Anspannung
- bei Einschlafschwierigkeiten
- gegen Alpträume
- bei Angstzuständen
- baut Streß ab
- bei Gliederschmerzen infolge Hektik, Streß und psychischem Druck
- Revitalisierung und Stärkung der geschwächten Sinnesorgane
- bekämpft Schwindelanfälle infolge mentalen Ungleichgewichts
- gegen Depressionen
- bei Prüfungsstreß und Leistungsdruck
- gegen Ohrensausen
- reguliert *Lung*-(Wind-)Störungen

Thang 4/Meal Tea – Magen- und Darmtee
- verdauungsfördernd
- beseitigt Blähungen und Völlegefühl
- reguliert die gestörte Verdauung
- natürlicher Aperitif/Magenbitter
- gegen häufiges Rülpsen und Mundgeruch
- stellt die notwendige Verdauungshitze wieder her
- ausgleichend bei *Lung/Tripa/Begen*-(Wind/Galle/Schleim-)Störungen

Thang 5/Lady Tea – Frauentee
- im Fall von Klimakteriumsbeschwerden
- hilft bei gynäkologischen Beschwerden
- prophylaktisch vor/nach der Menstruation

- krampflösend
- bei Ausfluß
- bei Blasen- und Nierenbeschwerden
- gegen Menstruationsstörungen
- bei schwacher Blase (leichter Harninkontinenz)
- bei unausgeglichenem Gemütszustand während des Zyklus

Thang 6/Family Tea – Familientee
- beruhigend
- verdauungsfördernd
- bei Magen- und Darmkrämpfen
- gegen Wachstumsstörungen
- bekämpft Erkältung, Husten, Grippe, leichtes Fieber
- appetitanregend
- gegen Fieberbläschen
- zur Stärkung der Sinnesorgane
- unterstützt die Lungenfunktion
- bei Harninkontinenz
- auch für Kinder geeignet

Thang 7/Body Tea – Schlankheitstee
- bei Übergewicht und Fettleibigkeit
- bei Ödemen (Wassersucht)
- unterstützend bei Diät- und Entschlackungskuren
- empfehlenswert auch in Kombination mit Day Tea und Meal Tea

Dr. Amipa's Tibetische Produktelinie besteht aus einer reichen Vielfalt erlesener und natürlicher Ingredienzen wie Kräuter-, Gewürz- und Fruchtextrakten, die aufs sorgfältigste abgemischt wurden.

Einnahmehinweis: Die bekömmlichen Kräutertees können nach Belieben mit Zucker oder Honig gesüßt werden (außer beim Body Tea). Regelmäßige Teekuren sind sehr empfehlenswert und tragen zu einem besseren Wohlbefinden bei. Auch in der heißen Jahreszeit sind diese aromatischen Teemischungen sehr erfrischend und wohltuend.

Zubereitung: 1 gehäuften Teelöffel (ca. 3 g) mit 0,3 l kochendem Wasser aufgießen und ca. 5–10 min ziehen lassen. Oder 4–5 gehäufte Teelöffel mit 1–1,5 l kochendem Wasser aufgießen und 5–10 min ziehen lassen. Vor dem Trinken absehen und den Satz ein wenig ausdrücken.

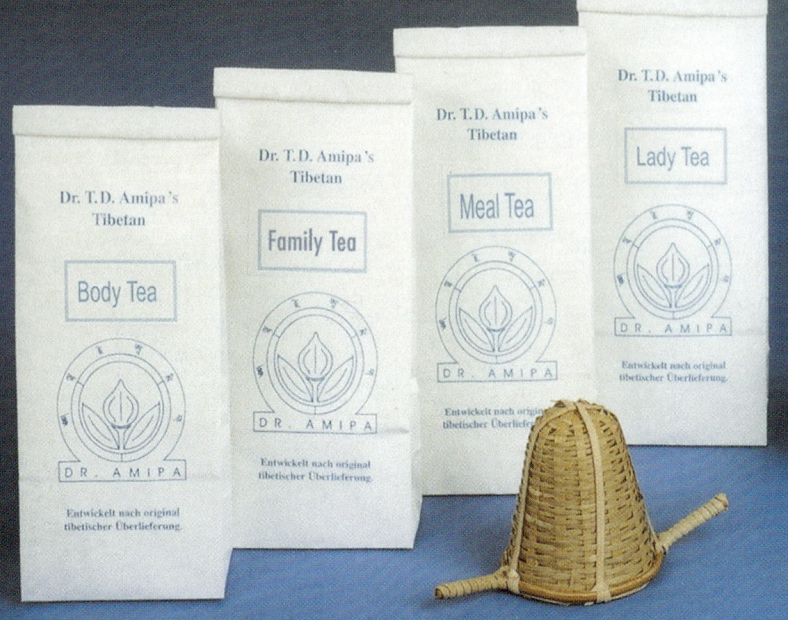

Dr. T. D. Amipa's Tibetan Kräuter-, Gewürz- und Frucht-Teemischungen

ལུས་སྟོབས་དབུ་བུ་བི་ཏ། **Body Tea – Schlankheitstee**

- bei Obesität (Korpulenz, Fettleibigkeit, Übergewicht)
- bei Ödemen (Wassersucht)
- unterstützend bei Diät- und Entschlackungskuren
- empfehlenswert auch in Kombination mit
  Day Tea und Meal Tea

ཁྱིམ་པའི་ཏ། **Family Tea – Familientee**

- beruhigend
- verdauungsfördernd
- bei Magen- oder Darmkrämpfen
- Wachstumsstörungen
- Erkältung, Grippe, leichtes Fieber
- appetitanregend
- Fieberbläschen
- Stärkung der Sinnesorgane
- unterstützende Lungenfunktion
- Harninkontinenz
- auch für Kinder geeignet

ཟས་བྱེད་ཀྱི་ཏ། **Meal Tea – Magen- und Darmtee**

- verdauungsfördernd
- Blähungen, Völlegefühl
- reguliert gestörtes Digestionssystem
- natürliches Aperitif / Magenbitter
- häufigem Rülpsen, Mundgeruch
- regeneriert stagnierende Digestionshitze
- ausgleichend bei Wind/Galle/Schleimstörungen

བུ་མེད་ཀྱི་ཏ། **Lady Tea – Frauentee**

- Klimakteriumsbeschwerden
- gynäkologische Beschwerden
- prophylaktisch vor/nach der Menstruation
- krampflösend
- bei Ausfluss
- bei Blasen- und Nierenbeschwerden
- Menstruationsstörungen
- schwache Blase (leichte Harninkontinenz)
- bei unausgeglichenem Gemütszustand

Das Programm von Dr. Amipa's Tibetischer Produktelinie

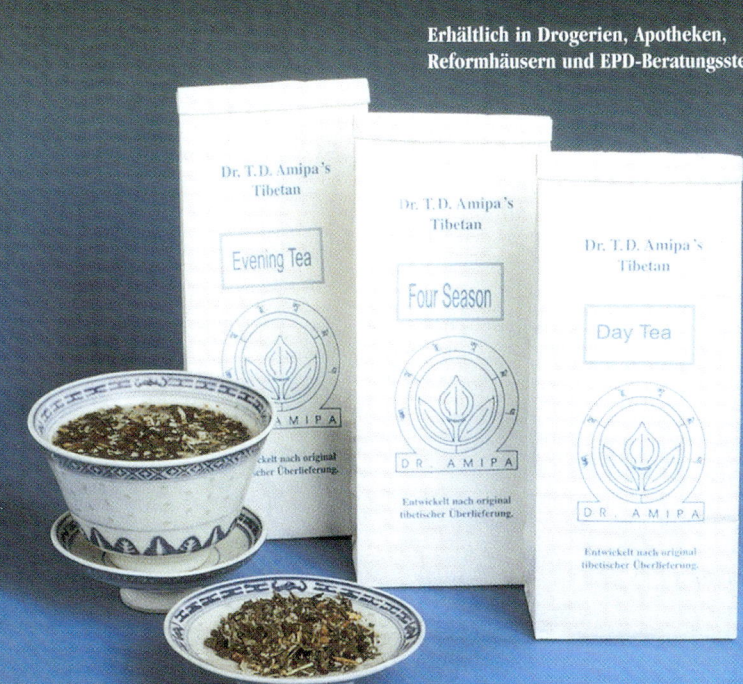

Erhältlich in Drogerien, Apotheken, Reformhäusern und EPD-Beratungsstellen

Dr. T.D. Amipa's Tibetan
Evening Tea

Dr. T.D. Amipa's Tibetan
Four Season

Dr. T.D. Amipa's Tibetan
Day Tea

ཉི་ན་ཞི་ཇ། **Four Season Tea**

- bei rheumatischen Beschwerden
- revitalisiert körperliche Wärme und Hitze
- bei ungenügender Blutzirkulation
- bei Erkältung, Katarrh, Husten und Schnupfen
- regeneriert die geschwächte Resistenz
- steigert die Abwehrkräfte bei Klimaschwankungen
- neutralisiert Schleim-Störungen
- kräftigend, befreiend, wohltuend

དགོང་རོ་ཞི་ཇ། **Evening Tea – Schlaf- und Nerventee**

- Nervosität, nervliche Anspannung
- Einschlafschwierigkeiten
- Alpträume
- Angstzustände, Stress
- Gliederschmerzen infolge Hektik, Stress und psychischem Druck
- Revitalisierung und Stärkung der geschwächten Sinnesorgane
- Schwindelanfälle infolge mentalem Ungleichgewicht
- Depressionen
- bei Prüfungsstress und Leistungsdruck
- Ohrensausen
- reguliert Wind-Störungen

ཉི་ན་ཇ། **Day Tea – Stoffwechseltee**

- entschlackt und entgiftet
- erfrischend und revitalisierend
- reguliert gestörtes Digestionssystem infolge Stress
- beruhigend und stresslösend
- stärkt vegetatives Nervensystem
- verdauungsfördernd (Blähungen etc.)
- fördert den Kreislauf
- kräftigt und revitalisiert Körperenergien
- stabilisiert Galle-Störungen

Erhältlich in Apotheken, Drogerien, Reformhäusern
und EPD-Beratungsstellen

Vertrieb Deutschland und Österreich:
Unisan GmbH, Wollmatinger Str. 22, D-78467 Konstanz/Deutschland
Tel. 07531/52290; Fax 07531/67883

Hersteller:
Hepart AG, Produkte in Harmonie mit der Natur,
Hauptstraße 137
Postfach 27
CH-8274 Tägerwilen/Schweiz
Tel.: 071/666 8600; Fax: 071/666 8610

Versand weltweit

Für weiterführende Informationen wenden Sie sich bitte an:
Dr. Tendhon Amipa-Desam, Klassische Tibetische Medizin,
Amipa House, Im Chängel 4, CH-8424 Zürich-Embrach,
Fon +41 (0)1 865 64 15/17, Fax +41 (0)1 865 64 16,
e-mail: dr-amipa@dr-amipa.com
website: www.dr-amipa.com

Über den Autor

Dr. Tendhon Amipa-Desam entstammt einem altehrwürdigen tibetischen Patriziergeschlecht und einer Ärzte- und Lama-Dynastie aus der Regionshauptstadt Sakya in Südtibet. Seine Familie ist verschwägert mit dem Herrscherhaus der Sakya-Dynastie. Deren jetziges Oberhaupt, S.H. Sakya Trizin, mit Residenz in Rajpur/Indien, ist die höchste geistige Instanz der Sakya-Tradition, einer der vier Hauptschulen im tibetischen Buddhismus.

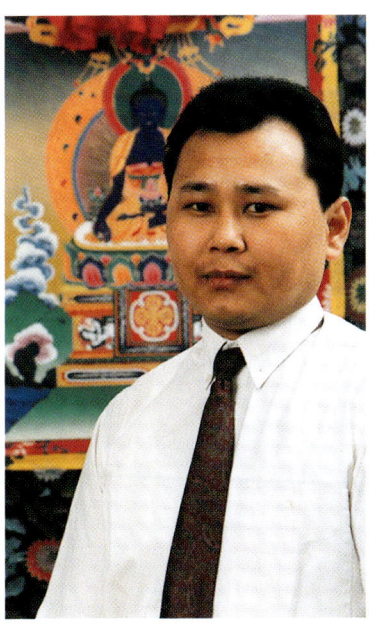

Dr. Tendhon Amipa-Desam

Es ist alte Familientradition dieser Ärzte- und Lama-Dynastie, daß in jeder Generation Vertreter der tibetischen Schulmedizin und des tibetischen Buddhismus leben. Die heutigen Repräsentanten dieser zwei Linien in der tibetischen Kultur sind Dr. Tendhon Amipa sowie sein ehrwürdiger Onkel Sakya Rinpoche Sherab Gyaltsen Amipa, der ranghöchste Sakya-Lama in Europa und Doktor der tibetischen Philosophie und Metaphysik.

Der ehrwürdige Sakya Rinpoche ist Gründer und Direktor zahlreicher buddhistischer Zentren und Institute in ganz Europa. Ebenso ist ehrw. Sakya Rinpoche ein renommierter geistiger Gelehrter und Buchautor mit zahlreichen Publikationen in der buddhistischen Fachliteratur. Ehrw. Sakya Rinpoche steht in engem Kontakt mit S.H. dem 14. Dalai Lama sowie S.H. dem 41. Sakya Trizin.

Dr. Amipa ist der erste im Westen lebende Arzt der Traditionellen Tibetischen Medizin im Bereich Schweiz, Deutschland, Österreich und Frankreich. Er promovierte summa cum laude nach siebenjährigem Studium und Praktikum an der berühmten Elite-Hochschule für Tibetische Medizinwissenschaften in Dharamsala/Indien. Diese staatliche Universität ist die einzige weltweit, die unter der Autorität der tibetischen Exilregierung S.H. des 14. Dalai Lama steht. Aufgrund dieser Tatsache sind die Studienplätze limitiert, und nur die Besten werden nach langwierigen Tests aufgenommen. Dr. Amipa verfügt über langjährige Praxiserfahrung. Dank der speziellen Erziehung und Ausbildung, die er genoß, ist Dr. Amipa in der Lage, nach den wertvollen alten Überlieferungen zu praktizieren und zu lehren.

Der Verfasser dieses Buches ist Mediziner in der zwölften ununterbrochenen Generation. Sein Urgroßvater war Dr. Khara Phorshaj Sakya Amipa, einer der bedeutendsten Mediziner seiner Zeit. Dr. Amipa arbeitete nach Studienabschluß an verschiedenen Krankenhäusern, die unter der Aufsicht der tibetischen Exilregierung stehen – zuerst als Assistenz-, danach als Oberarzt und schließlich als erster leitender Chefarzt, u.a. an den Spitälern in Delhi, Dharamsala, Kulu Manali und Kalkutta. In Kalkutta war er zudem verantwortlich für den Aufbau dieser großen, heute überaus stark in Anspruch genommenen Klinik. Daneben betätigte sich Dr. Amipa auch intensiv in der Forschung und jahrelang in der Pharmakologie – zusammen mit dem verstorbenen früheren Leibarzt S.H. des 14. Dalai Lamas, Dr. Jamyang Tashi. Er hat auch mit den heutigen Leibärzten S.H. des Dalai Lama, Dr. Tenzin Choedrak, Dr. Lobsang Wangyal und Dr. Kunga Gyurme Ngarongshar sowie anderen prominenten Berufskollegen zusammengearbeitet.

Der Autor dieses Ratgebers ist zudem wissenschaftlicher Beirat des international tätigen Schweizer Firmenkonsortium Hepart AG, spezialisiert auf biomolekulare Medizin. Er ist anerkannter Fachreferent für Tibetische Medizin im In- und Ausland sowie Autor diverser Publikationen. Auf vielfachen Wunsch seiner Patienten und Patientinnen hält er auch Sprechstunden in zahlreichen Ländern Europas ab.

Dr. Amipa arbeitet eng mit westlichen Kollegen zusammen. Er ist Mitglied der Tibetischen Ärztegesellschaft (CTDH), der renommierten Fakultät für Tibetische Medizinwissenschaft (TMAI), beide mit Sitz in Dharamsala/Indien, der Chakpori-Akademie für Tibetische Medizin (CTMI), Darjeeling/Indien sowie der Schweizerischen Naturärzte-Vereinigung (NVS).

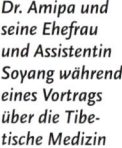

Dr. Amipa und seine Ehefrau und Assistentin Soyang während eines Vortrags über die Tibetische Medizin

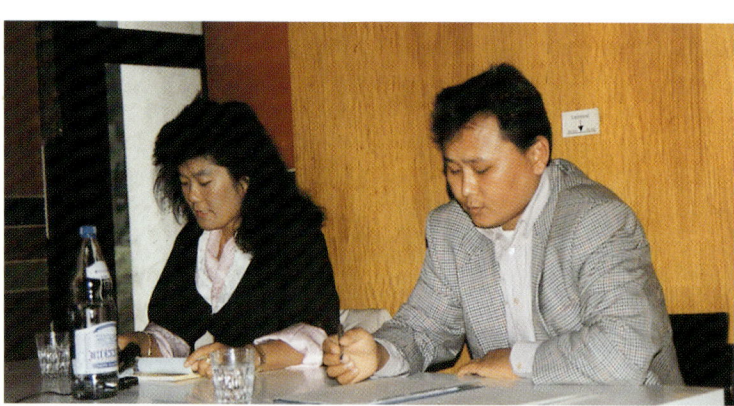